胃肠超声疑难病例解析

WEICHANG CHAOSHENG YINAN BINGLI JIEXI

主　　编　陈志奎
副 主 编　张秀娟　郭晶晶　钱清富

U0348735

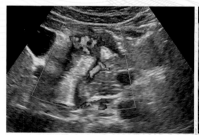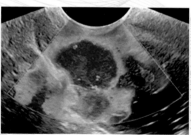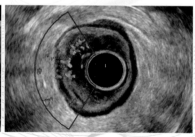

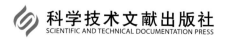
科学技术文献出版社
SCIENTIFIC AND TECHNICAL DOCUMENTATION PRESS

·北京·

图书在版编目（CIP）数据

胃肠超声疑难病例解析 / 陈志奎主编. —北京：科学技术文献出版社，2023.10
ISBN 978-7-5189-9887-6

Ⅰ.①胃…　Ⅱ.①陈…　Ⅲ.①胃肠病—超声波诊断—疑难病—病案—分析
Ⅳ.① R573.04

中国版本图书馆 CIP 数据核字（2022）第 239710 号

胃肠超声疑难病例解析

策划编辑：薛士滨　责任编辑：刘英杰　张　睿　责任校对：张永霞　责任出版：张志平

出　版　者	科学技术文献出版社	
地　　　址	北京市复兴路15号　邮编　100038	
编　务　部	(010) 58882938，58882087（传真）	
发　行　部	(010) 58882868，58882870（传真）	
邮　购　部	(010) 58882873	
官 方 网 址	www.stdp.com.cn	
发　行　者	科学技术文献出版社发行　全国各地新华书店经销	
印　刷　者	北京地大彩印有限公司	
版　　　次	2023 年 10 月第 1 版　2023 年 10 月第 1 次印刷	
开　　　本	787×1092　1/16	
字　　　数	381千	
印　　　张	19.25	
书　　　号	ISBN 978-7-5189-9887-6	
定　　　价	148.00元	

编委会

编　者（以姓氏汉语拼音排序）

陈　聪　福建医科大学附属协和医院
陈　华　福建医科大学附属协和医院
陈　蕾　福建医科大学附属协和医院
陈志奎　福建医科大学附属协和医院
郭晶晶　福建医科大学附属协和医院
黄丹凤　福建省肿瘤医院
黄丽平　厦门大学附属妇女儿童医院
黄丽燕　福建医科大学附属第一医院
李志勇　福建医科大学附属协和医院
林　敏　福建医科大学附属龙岩第一医院
林礼务　福建医科大学附属协和医院
林伟伟　福建中医药大学附属第三人民医院
罗晓雯　福建医科大学附属协和医院
钱清富　福建医科大学附属协和医院
唐　懿　福建医科大学附属协和医院
唐秀斌　福建医科大学附属协和医院
薛恩生　福建医科大学附属协和医院
杨嘉嘉　福建医科大学附属协和医院
俞　悦　福建医科大学附属协和医院
张美恋　福建省妇幼保健医院
张秀娟　福建医科大学附属协和医院
卓敏玲　福建医科大学附属协和医院

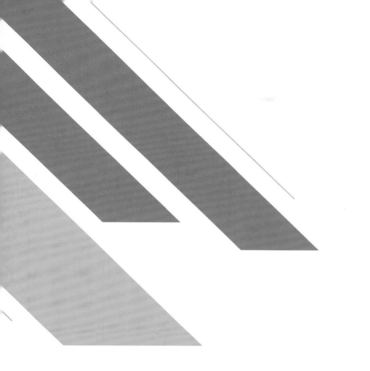

序

Preface

　　三周前，收到福建医科大学附属协和医院超声科陈志奎主任医师馈赠的几册超声诊断书籍。最令我感兴趣的是两部胃肠超声专著。

　　胃肠超声从灰阶时代在我国开始起步已历时 40 余年，虽在 1980 年代到 20 世纪初曾有几册相关书籍在业界流行，但当时使用的设备使得检查技术比较单调，方法和观点也已远远不能满足当今胃肠超声加速度发展的需要。

　　尤其，国家卫生健康委员会鉴于我国胃肠恶性肿瘤高发的现状，自 2018 年以来，将胃癌等肿瘤初筛的重任赋予了放射钡餐造影和超声检查，期望学习和开展胃肠超声的单位在迅猛地增加，临床和超声人期待着相关专业书籍早日问世。此时此刻，这两册书对于超声人犹如春雨和东风。

　　陈志奎主任医师的第一本专著是今年春出版的《胃肠疾病超声诊断学》。这本书是他同科室主任薛恩生教授及老主任林礼务教授三人主编，科室及部分医院的超声科医师计 50 余人参加了编著。

　　众所周知，林礼务老前辈是福建省超声医学影像创始人之一，是和北京大学张武等前辈齐名，有着极高风范的学者；薛恩生主任继承林教授的不仅是科室职务，也传承着林老前辈的严谨学风，陈主任被推做该著作的第一主编，让我们感受到前辈肩膀的坚实、前浪引领下的澎湃。

　　《胃肠疾病超声诊断学》是胃肠超声检查技术和疾病诊断的理论专著，全书通过系统、规范的文辞、言简意赅的客观的全面论述，分 25 章对 60 余种胃肠疾病做了介绍。所选 800 余幅图片清晰，大部分病例附有消化道钡餐或内镜检查、病例标本及组织学等宝贵资料和超声对照。通览全书，文中介绍的各种超声新技术、新观点：如内镜超声、介入超声和硬度探测的"E"超声，将是胃肠超声等待开拓的重要领域。相信大家对于什么是胃肠超声将有准确而客观的全面的理解。

　　另外一册是陈主任带动本科室张秀娟、郭晶晶、钱清富三位副主编，发动全科及部分其他医院超声医师参与编著的《胃肠超声疑难病例解析》一书。此书继续了第一本专著的风格，通过 120 余例疑难病例解析，将复杂的病例"难点"全面、中肯地"解析"，科学地破阵，达到拨云见日的目的；也使人们学到解难题的反掌诀窍。

陈主任希望我为该书写篇序。首先感谢陈主任的信任，也为能在该书正式出版前先诸君而习之，岂不幸甚！

胃肠疾病是腹部临床的常见病和多发病，有待发现和加深认识的疾病、亟待探讨的内容无疑非常之多。我盼陈主任的这册书能早日帮助胃肠超人再登高楼又一层。我相信该书能助胃肠超声加速前行。

同时，我还期待着胃肠超声在超人们的不懈努力后，得到全医疗界的高度认可，期盼着超声界后起之秀有更多的新发现、新经验、新体会的交流；有更多的研究文章繁花争艳。

此文初稿完成已愈十余日，每当完稿，我总能想起老主任董宝玮教授的教导：今天写文章不会再有曹植和王勃，仔细推敲才会对得起纸张和读者。我的解剖学老师张武教授、超声界的才子郝凤鸣主任和我的导师福田守道教授等均对我说过许多关于学风必须严谨的教导。每隔数日复读书稿，再审视拙文，"说不尽"之处在所难免。今日交卷，且做我对该书的读后感悟，供读者击开该书知识宝库做一颗顽石吧。

李建国

医学博士　北京大学人民医院教授

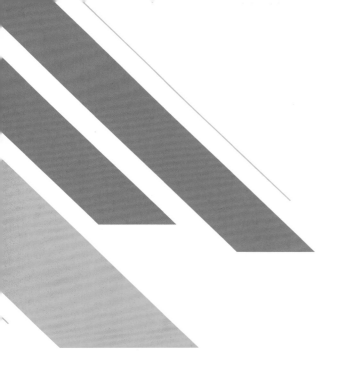

前　言
Foreword

　　胃肠曾经被认为是超声检查的"盲区"。随着胃肠超声显像剂的研发与应用，超声仪器性能的不断更新发展，近年来胃肠超声获得长足的进展，在胃肠疾病，尤其是肿瘤、炎症性病变、先天异常等方面显示出重要价值，被视为内镜检查的重要补充手段之一，甚至被认为是一种可以与MRI相媲美的影像检查手段。

　　目前国内外有关胃肠超声的著作较少，这在一定程度上阻碍了胃肠超声的发展与普及应用。以疑难病例解析的形式出版的书籍有其明显优势，其通过详细阐述病史、实验室检查、超声检查、影像检查、诊疗经过，再针对病例特点以及超声表现、误诊原因、鉴别诊断等方面进行详细解析，让读者产生一种"亲临其境"床旁教学的感受，能获得理论联系实践的良好学习效果。

　　本书是国内外第一部以病例解析为主题的胃肠超声专著，共18章，精选了120个病例，内容涵盖各种肿瘤、炎症、先天异常等胃肠疾病，贴近临床，实用性强，精选的每个病例资料完整详尽，解析精准到位。全书包含各类超声、CT、MRI、X线、病理及示意图等精美图片七百余幅，图文并茂。相信本书的出版发行对于提高我国胃肠超声检查水平，推动我国胃肠超声发展将有一定裨益。

陈志奎

于福建医科大学附属协和医院

福建省超声医学研究所

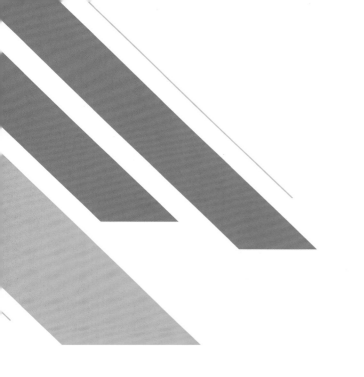

目 录
Catalogue

第一章

食管癌

病例一

【病史】

男，49岁，体检内镜检查发现食管距门齿 18 ~ 22 cm 处占位性病变，活检病理诊断食管鳞癌。既往史、个人史、家族史等无特殊。

【体格检查】

查体未见明显异常。

【实验室检查】

血生化检查、肿瘤标志物：大致正常。

【超声检查】（甲状腺项目）

食管壁增厚（建议进一步检查）（图 1-1-1）。

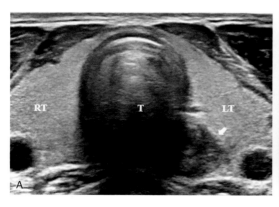
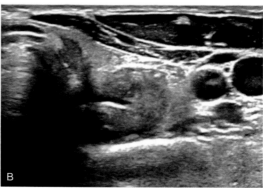

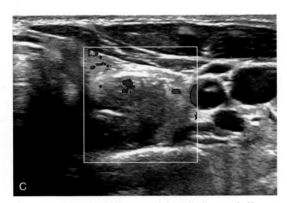

LT：左侧甲状腺；RT：右侧甲状腺；T：气管。

图 1-1-1　颈段食管癌超声检查

A.颈部横切显示食管壁增厚（箭头）；B.斜切显示食管壁明显增厚，长约 4 cm，管腔狭窄；

C.CDFI 可见少量血流信号。

【食管吞泛影葡胺造影】

考虑颈段食管癌（图 1-1-2）。

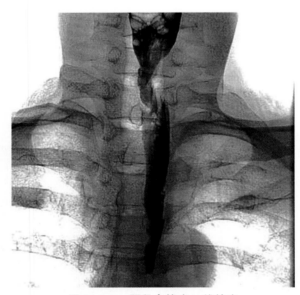

图 1-1-2　颈段食管癌 X 线检查

【PET-CT 检查】

（1）考虑食管癌，SUVmax 为 6.1；

（2）上纵隔 1L 组淋巴结转移（图 1-1-3）。

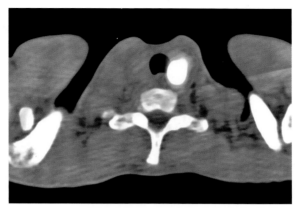

图 1-1-3 颈段食管癌 PET-CT 检查

【诊疗经过】

入院后完善相关检查，颈段食管鳞癌诊断明确，为肿瘤局部晚期，无手术指征，行同步放化疗。

【解析】

食管癌是临床上较为常见的恶性肿瘤，以食管中段居多，下段次之，上段最少。通过高频超声检查可较清晰显示颈段食管病灶，本病例就是在甲状腺超声检查时发现食管癌，表现为食管壁不均匀增厚，回声减低，管腔狭窄。当超声发现左侧甲状腺内后方占位性病变，定位困难时，可嘱患者饮水或有回声胃肠超声显像剂，如果显像剂从病灶中间流过，可准确定位为食管病变。当病变段食管狭窄时，常出现显像剂滞留于上方食管。

病例二

【病史】

男，53岁，吞咽困难1个月余，呈进行性加重，就诊当地医院行内镜活检病理诊断为食管鳞状上皮高级别异型增生，局部可疑癌变。长期饮酒史，既往史、家族史无特殊。

【体格检查】

未见明显阳性体征。

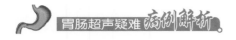

【实验室检查】

血常规、生化全套：大致正常。

【超声检查】

（1）食管下段至贲门壁增厚，考虑恶性肿瘤；

（2）贲门旁、左侧锁骨上淋巴结肿大（图1-2-1）。

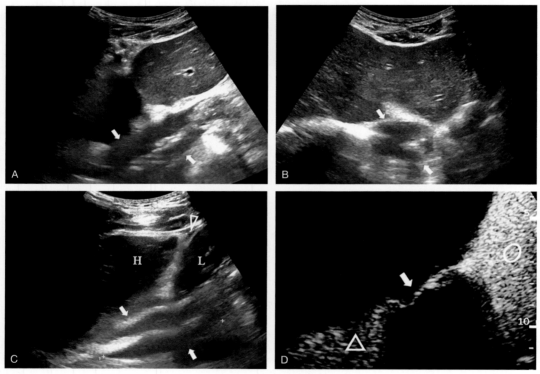

图1-2-1　食管癌超声检查

A. 剑突下长轴切面显示食管下段至贲门壁增厚（箭头），长约8.1 cm，最厚处约1.2 cm（半径）；B. 剑突下短轴切面显示食管下段壁不对称性增厚（箭头）；C. 胸骨左旁纵切显示食管下段至贲门壁增厚（箭头），H为心脏，L为肝脏，三角号指示横膈；D. 口服微泡超声造影剂显示食管下段管腔明显狭窄（箭头），其上方食管内见滞留造影剂（三角号），胃底（椭圆号）内造影明显增强。

【CT检查】

（1）食管下段壁增厚，考虑恶性肿瘤；

（2）腹腔及腹膜后多发稍大淋巴结，部分转移可能（图1-2-2）。

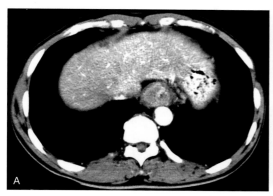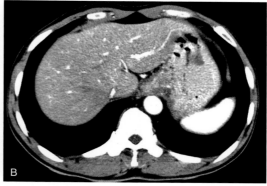

图 1-2-2　食管癌 CT 检查

A.CT 增强检查显示食管下段壁增厚，最厚约 2.5 cm，可见强化；B. 贲门胃底壁增厚。

【食管吞泛影葡胺造影】

食管下段及贲门部狭窄，考虑恶性肿瘤（图 1-2-3）。

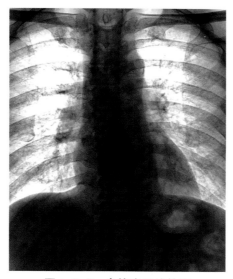

图 1-2-3　食管癌 X 线检查

食管下段及贲门部狭窄，扩张受限，边缘毛糙，造影剂通过受阻，其近端食管扩张，胃底贲门处可见不规则充盈缺损，范围不清。

【内镜检查】

食管 – 贲门肿物，恶性肿瘤可能（图 1-2-4）。

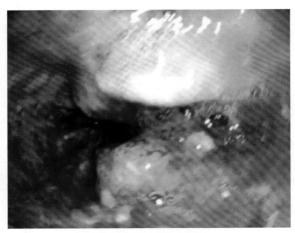

图 1-2-4　食管癌内镜检查

食管距门齿 40 cm 延至齿状线、贲门见环周新生物，活检质脆，易出血，贲门口狭窄，内镜无法通过。

【病理诊断】

（贲门）鳞状细胞癌，活检组织小不代表病变全貌。

【诊疗经过】

入院后完善相关检查，诊断食管鳞状细胞癌，肿瘤局部晚期，予以化疗。

【解析】

食管大部分位于胸部，由于受肺部气体干扰，超声在食管癌诊断的应用价值有限，主要应用于颈段与腹段食管癌。超声检查腹段食管受患者身体条件影响较大，当患者较为肥胖，胸廓前后径较大时，超声检查常难以清晰显示；而当患者较为消瘦，胸廓前后径较小时，经腹部超声多可以清晰显示腹段食管癌。

食管癌，尤其是晚期患者，由于肿瘤消耗、进食困难等诸多原因，患者常较为消瘦，经腹部超声多可以较清晰显示腹段食管癌。该患者体型偏瘦，经腹部超声可清晰显示食管癌病灶，肿瘤范围较大，累及贲门及部分胃底胃体。经胸骨下段左旁亦可以较清晰显示食管病灶。

口服微泡超声造影剂悬液进行食管腔内超声造影，可较清晰观察食管腔狭窄情况，具有与 X 线造影类似的检查效果。此外，超声造影检查不仅可以观察食管腔内情况，通过实时双幅超声检查还可以观察肿瘤侵犯食管壁范围及深度，可以观察食管贲门旁及锁骨上淋巴结转移情况，具有重要临床价值。超声造影检查时，应嘱患者吞咽以配合检查，并录制动态视频供回放分析，多可以获得比较理想的检查效果。

（陈志奎　陈　蕾）

第二章

胃　癌

病例一

【病史】

男，59 岁，反复上腹闷痛 3 年，空腹时明显，进食后缓解，腹痛向左肩部放射，无恶心、呕吐、反酸、嗳气、腹泻、便秘等不适。个人史、家族史无特殊。

【体格检查】

未见明显异常。

【实验室检查】

血肿瘤标志物、生化检查：大致正常。

【超声检查】

胃小弯黏膜层局限性增厚，考虑上皮内瘤变，恶变待排除（图 2-1-1）。

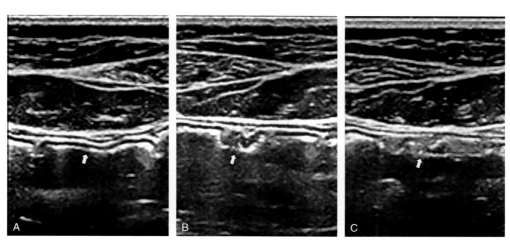

图 2-1-1　胃原位癌超声检查

高频超声检查，A. 正常胃壁厚约 0.5 cm，层次结构清晰，呈"三明两暗"（箭头）；B. 胃体小弯黏膜层结节样增厚（箭头），突向胃腔；C. 增厚黏膜层长约 1.5 cm，厚约 0.4 cm，局部黏膜下层稍变薄、模糊（箭头）。

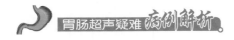
【CT 检查】

胃体小弯侧壁局限稍厚，请结合临床（图 2-1-2）。

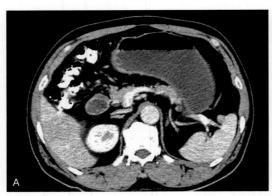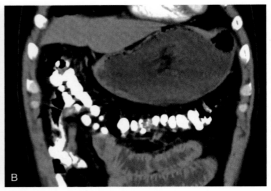

图 2-1-2　胃原位癌 CT 检查

A.胃小弯侧胃壁局部呈结节状增厚，增强可见环形强化；B.冠状位示胃小弯侧强化的小结节。

【诊疗经过】

入院后完善各项检查，根据影像学资料，临床考虑胃壁局部增厚，不能排除胃癌，行腹腔镜根治性胃切除术，术中见肿瘤位于胃体小弯处，大小约 1.0 cm × 1.0 cm，胃周未见肿大淋巴结。

【病理诊断】

胃体高级别上皮内瘤变。

【解析】

胃异型增生，又称为上皮内瘤变，可分为轻度（低级别）和重度（高级别），其中高级别上皮内瘤变即为原位癌。超声检查对慢性胃炎、上皮内瘤变、早癌的鉴别能力有限，即使是内镜检查，由于活检样本小，也可能发生漏诊或误诊。本病例超声检查发现胃小弯黏膜层稍增厚，黏膜下层稍模糊，考虑上皮内瘤变，术后病理证实为高级别上皮内瘤变。

病例二

【病史】

男，26 岁，反复中上腹闷痛 2 年余，进食后可缓解，无恶心、呕吐，无呕血、黑便。既往史、个人史、家族史无特殊。

【体格检查】

未见明显异常体征。

【实验室检查】

肿瘤标志物（AFP+CA199+CA125+CEA+CA72–4）：CK72–4 7.97 U/mL；
血生化全套检查、CRP：大致正常。

【超声检查】

胃窦部增厚，考虑胃窦癌（图 2-2-1）。

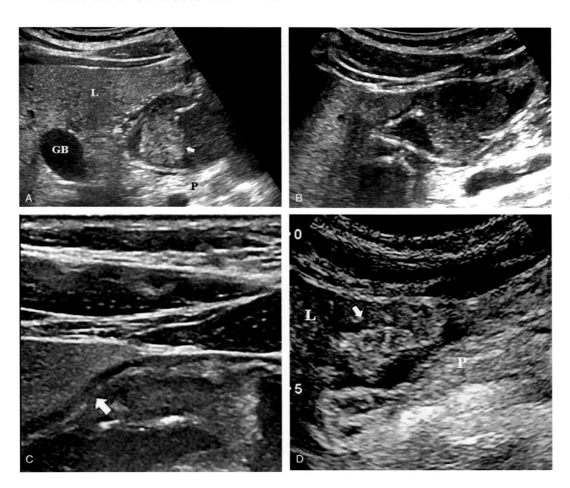

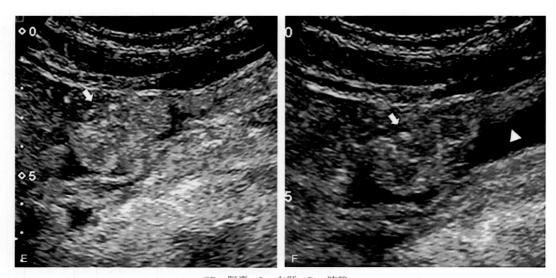

GB：胆囊；L：左肝；P：胰腺。

图 2-2-1　胃窦癌超声检查

A、B. 胃窦壁结节样增厚，约 3.8 cm×2.8 cm，突入胃内（箭头）；C. 高频超声显示局部胃壁黏膜下层高回声带连续性中断，固有肌层完整性尚好（箭头）；D. 超声造影肿块于 20 s 开始增强（箭头）；E. 37 s 肿瘤明显强化（箭头）；F. 65 s 逐渐消退（箭头），胃腔内见无回声水（三角号）。

【CT 平扫 + 增强检查】

考虑胃窦癌；腹腔内多发小淋巴结（图 2-2-2）。

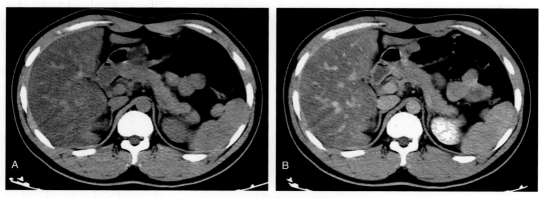

图 2-2-2　胃窦癌 CT 检查

A. 平扫显示胃窦部大弯侧不规则肿块向腔内隆起，大小约 2.8 cm×1.9 cm；B. 增强后病灶可见强化。

【诊疗经过】

入院行机器人辅助根治性远端胃切除术。术中见腹腔内无明显腹水，腹膜、盆腔、小肠系膜未见转移结节。肿瘤位于胃窦部（图 2-2-3），大小约为 3.5 cm×3.0 cm，胃周见肿大淋巴结。

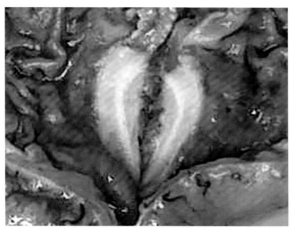

图 2-2-3 胃窦癌大体标本图

【病理诊断】

（远侧胃）胃窦大弯侧低分化腺癌，部分为黏液腺癌及印戒细胞癌，Lauren 分型：弥漫型，浸润黏膜下层，间质脉管见瘤栓。淋巴结转移情况如下：小弯侧淋巴结转移 0/5、大弯侧淋巴结转移 0/3、贲门右淋巴结转移 0/1、幽门下淋巴结转移 5/6、胃左动脉淋巴结转移 0/6、肝总动脉淋巴结转移 0/3、腹腔干淋巴结转移 0/4、肝十二指肠韧带淋巴结转移 0/1。原位杂交结果：ERBR 阴性。

【解析】

胃癌多见于中老年男性患者，该患者仅 26 岁，较为少见，需与胃良性肿瘤鉴别，超声造影对鉴别胃良恶性病灶具有较高诊断价值。本例超声造影 20 s 病灶开始强化，1 分 48 s 强化消退，呈"快进快出"高增强模式，符合胃癌超声造影特点。

病例三

【病史】

男，74 岁，8 个月前因吞咽困难伴上腹部不适，行胃镜活检病理诊断为贲门腺癌。PET-CT 提示胃癌，贲门周围、胃小弯侧、腹膜后、腹主动脉旁多发淋巴结转移，双侧

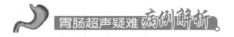

锁骨上及肺门淋巴结转移。行新辅助化疗 2 周期后，自行出院服用中药治疗。1 个月前吞咽困难加重，上腹部持续性隐痛。既往史、个人史、家族史无特殊。

【体格检查】

体型偏瘦，腹平软，上腹部轻压痛，无反跳痛。

【实验室检查】

血肿瘤标志物：CEA 25.8 ng/mL，CA199 251.5 U/mL，CA72-4 ＞ 300.0 U/mL。

【超声检查】

（1）食管腹段、贲门壁增厚，考虑恶性肿瘤；

（2）腹腔腹膜后淋巴结肿大（图 2-3-1）。

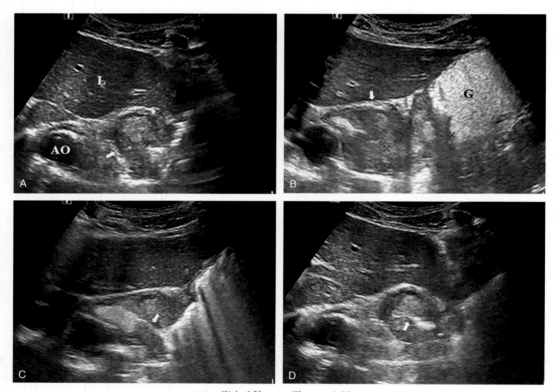

AO：腹主动脉；G：胃；L：左肝。

图 2-3-1 贲门癌超声检查

A. 食管下段贲门长轴切面，显示贲门壁明显增厚（箭头）；B. 口服有回声显像剂，胃腔内充满高回声显像剂，箭头标示贲门肿块，长约 4.5 cm，厚约 2.6 cm（半径），形态不规则，累及食管下段、胃体小弯壁；C. 贲门狭窄，局部呈细线样（箭头）；D. 短轴切面显示贲门壁增厚，管腔狭窄（箭头）。

【食管吞泛影葡胺造影】

考虑贲门癌，累及食管腹段（图 2-3-2）。

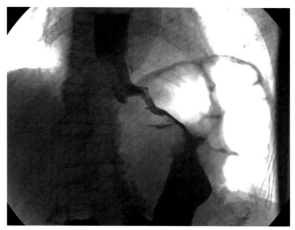

图 2-3-2　贲门癌 X 线造影检查

食管腹段狭窄，黏膜破坏，管壁僵直，扩张受限；胃底贲门处见一不规则充盈缺损，局部黏膜皱襞紊乱、毛糙，可见中断、破坏、壁僵硬。

【CT 检查】

考虑贲门癌伴肝胃间隙淋巴结肿大（图 2-3-3）。

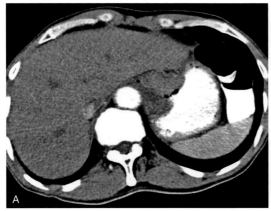
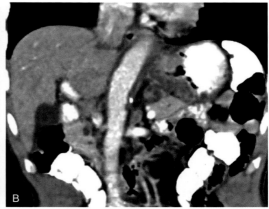

图 2-3-3　贲门癌 CT 检查

A、B.横断位及冠状位可见食管腹段管腔狭窄，贲门壁增厚，浆膜面不清，可见强化。

【诊疗经过】

入院后完善各项检查，临床考虑有手术指征，行腹腔镜辅助根治性全胃切除术，术中见肿瘤位于胃贲门部，大小约 5.0 cm×5.0 cm，胃周见多发肿大淋巴结，大小约 0.5 ~ 1.5 cm。

【病理诊断】

贲门小弯侧溃疡型黏液腺癌，浸润浆膜下层，累及食管下段；送检淋巴结见癌转移。

【解析】

患者为老年男性，8 个月前已经诊断贲门癌，不规则治疗后病情加重再次入院。患者多项肿瘤标志物明显升高，其中 CA72-4 是一种高分子糖蛋白类癌胚抗原，是胃肠道肿瘤和卵巢癌的标志物，对诊断胃癌的特异性优于 CA199 和癌胚抗原。

超声检查时口服有回声显像剂，边口服边检查，可动态观察病变部位管腔扩缩、显像剂通过情况。在长轴面可见病变局部显像剂呈细线样，提示管腔狭窄，显像剂滞留于病变上方食管内，而短轴切面可见贲门壁不规则偏心增厚。口服有回声显像剂明显减少胃肠内气体干扰，胃周及腹膜后转移性淋巴结也清晰可见，明显提高了消化道肿瘤诊断及病情评估的准确性，具有重要临床价值。

在超声检查存图时，对于口服胃肠超声显像剂进行动态观察时，应存取动态小视频，等检查结束后，再播放视频，可停帧存取满意的静态图像。否则，动态观察时，一些满意的图像"稍纵即逝"，检查者无法及时存图。此外，动态视频也比较直观形象，非常适合于教学使用。

病例四

【病史】

女，59 岁，反复恶心呕吐 2 个月余，进食后加重。既往史、个人史、家族史无特殊。

【体格检查】

腹平软，上腹部轻压痛，无反跳痛。

【实验室检查】

血生化检查与肿瘤标志物：大致正常。

【超声检查】

考虑胃癌，胃周淋巴结肿大（图 2-4-1）。

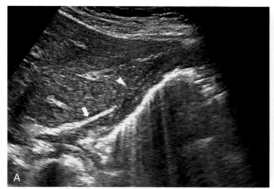
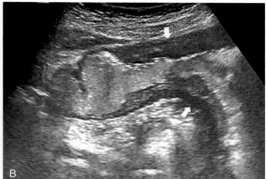
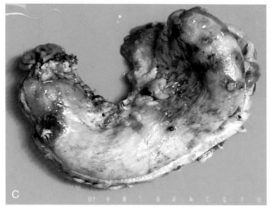

图 2-4-1　皮革胃超声检查

A. 贲门胃体壁连续性增厚，厚约 1.2 cm，箭头标示贲门壁浆膜层尚存在，三角号标示胃体壁浆膜层模糊；B. 胃角胃窦壁增厚（箭头），层次不清，胃壁较僵硬，舒张受限，胃腔变窄；C. 术后大体标本。

【CT 检查】

考虑胃癌，肝胃间隙多发淋巴结转移（图 2-4-2）。

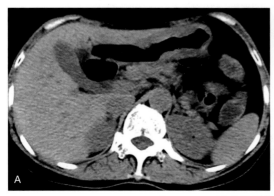
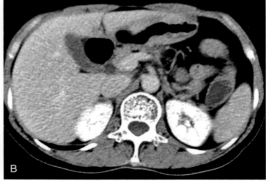

图 2-4-2　胃弥漫浸润型印戒细胞癌 CT 检查

A. 平扫显示胃体壁增厚；B. 增强扫描见病灶轻度强化。

【胃镜检查】

考虑胃体癌（图 2-4-3）。

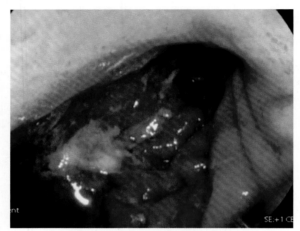

图 2-4-3　弥漫浸润型胃癌内镜检查

胃体中下段黏膜粗糙、僵硬，以前壁、大弯侧明显，部分黏膜面见浅溃疡。

【诊疗经过】

入院后完善各项检查，无手术禁忌证，行腹腔镜辅助根治性全胃切除术，术中见全胃呈皮革样，肿瘤主要位于胃体、胃底前壁大弯侧，大小约 5 cm × 4 cm，胃周见数枚肿大淋巴结。

【病理诊断】

（全胃）弥漫浸润型印戒细胞癌，浸润浆膜下层；淋巴结转移。

【解析】

本病例为胃弥漫浸润型印戒细胞癌。印戒细胞癌是一种特殊的病理组织学类型，癌细胞分泌大量黏液聚集在胞质内，将细胞核挤压至一侧，使整个细胞呈现出印戒状。近年来，胃印戒细胞癌发病率逐年上升，占胃癌的 8% ~ 30%，其分化程度差，具有恶性程度高、侵袭性强、进展速度快的特点，预后较差。

病例五

【病史】

男，65岁，反复中上腹不适3个月余，进食后明显，无恶心、呕吐、腹痛、腹泻、便秘等不适。外院MRI提示胃窦、十二指肠球部浸润性病灶。发病以来，体重减轻10kg。既往史、个人史、家族史无特殊。

【体格检查】

腹平软，中上腹轻压痛，未触及明显肿物。

【实验室检查】

血肿瘤标志物：CA199 703.4 U/mL，CA125 52.36 U/mL；

血常规：红细胞计数 2.08×10^{12}/L，血红蛋白 74.0 g/L；

血生化检查：丙氨酸氨基转移酶 165 U/L，天冬氨酸转氨酶 179 U/L，碱性磷酸酶 531 U/L，谷氨酰转肽酶 1096 U/L，总胆红素 117.0 μmol/L，直接胆红素 72.7 μmol/L，间接胆红素 44.3 μmol/L，总蛋白 54.1 g/L。

【超声检查】

（1）幽门管至十二指肠壁不规则增厚，考虑恶性肿瘤；

（2）肝内外胆管扩张；

（3）上腹部淋巴结肿大（图2-5-1）。

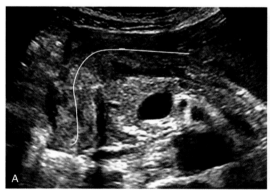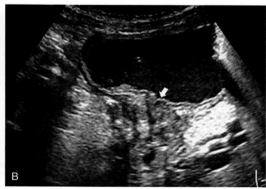

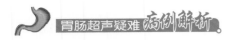

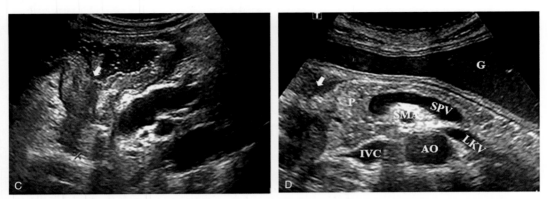

G：胃腔；P：胰腺；SPV：脾静脉；SMA：肠系膜上动脉；LKV：左肾静脉；AO：腹主动脉；IVC：下腔静脉。

图 2-5-1　胃窦十二指肠壁增厚超声检查

A. 幽门管十二指肠壁不规则增厚（曲线），长约 5.4 cm，厚约 1.5 cm，浆膜层毛糙；B、C. 显示幽门管至十二指肠病灶（箭头），局部管腔狭窄，呈闭合状态；D. 肿块（箭头）局部与胰头分界欠清。

【上腹部 CT 平扫 + 增强检查】

考虑胃窦癌（图 2-5-2）。

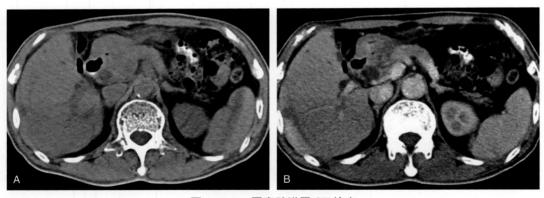

图 2-5-2　胃窦壁增厚 CT 检查

A. 平扫显示胃窦壁增厚，胃腔明显狭窄，与胰头关系稍密切，周围脂肪间隙欠清晰；B. 增强扫描显示增厚胃壁不均匀强化。

【胃镜检查】

胃窦肿物，恶性可能性大（图 2-5-3）。

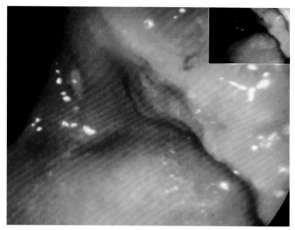

图 2-5-3 胃窦癌内镜检查

胃窦小弯、前壁、后壁至幽门见一 3.0 cm×4.0 cm 成片粗糙糜烂灶，活检质脆，易出血；幽门狭窄，内镜无法通过。

【活检病理诊断】

（胃窦）轻度黏膜慢性炎（活动性），伴轻度肠化及糜烂，部分腺体呈低级别上皮内瘤变，HP+++。

【诊疗经过】

入院后完善相关检查，考虑胃恶性肿瘤，伴中度贫血、低蛋白血症及电解质紊乱，暂不宜手术，转入肿瘤内科对症处理，患者症状缓解后自行出院。

【解析】

患者为老年男性，中上腹不适，短期内体重明显下降，CA199 明显升高，伴贫血、梗阻性黄疸，倾向于胰腺壶腹周围占位。超声检查考虑幽门到十二指肠恶性肿瘤，CT检查考虑胃窦癌，内镜活检病理诊断胃体胃窦炎症，但幽门狭窄，无法通过。患者临床表现及各种影像学检查、实验室检查均倾向恶性肿瘤的诊断，但因贫血、电解质紊乱等问题，暂时行内科对症处理，后自行出院，最终未能明确诊断。

内镜检查时，可能由于胃腔梗阻导致胃镜无法通过，从而无法全面钳夹标本，难以得到明确的病理诊断。目前，部分医院已经开展在超声引导下经腹部穿刺活检取材行病理检查，这对于内镜无法活检取材的病灶是很好的补充手段。

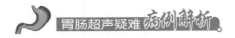

病例六

【病史】

男，56岁，反复中上腹闷痛2个月余，呈间歇性发作，每次发作时间约半小时，可以忍受，无向他处放射，伴有反酸。5天前腹痛加剧。阑尾炎术后40余年。个人史、家族史无特殊。

【体格检查】

未见明显异常。

【实验室检查】

血肿瘤标志物：大致正常。

【超声检查】

考虑胃癌，胃周淋巴结肿大（图2-6-1）。

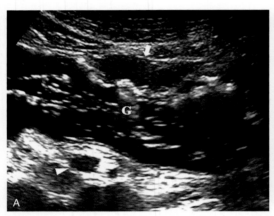
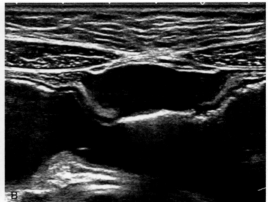

图2-6-1　胃癌淋巴结转移超声检查

A.胃体(G)前壁结节状增厚（箭头），最厚处约1.2 cm，长约3.2 cm，局部层次结构不清，胃周见低回声结节（三角号），大者约1.2 cm×1.0 cm，界尚清；B.高频超声显示病灶呈低回声，表面可见条形强回声附着，黏膜下层中断，与固有肌层分界不清。

【诊疗经过】

入院后完善相关检查，无手术禁忌证，行腹腔镜根治性全胃切除术，术中见两处肿瘤，位于胃体，大小分别为3.0 cm×2.5 cm、2.0 cm×1.5 cm，胃周可见肿大淋巴结。

【病理诊断】

胃底－体交界处溃疡型淋巴上皮瘤样癌，大小 1.5 cm×1.0 cm×0.8 cm，侵及浆膜层；距离其 4 cm 胃窦处另见一溃疡型淋巴上皮瘤样癌，大小 3 cm×2.5 cm×1 cm，侵及浆膜层；淋巴结见转移癌。

【解析】

本病例术中发现胃体两处病灶，术后病理提示两处病灶分别位于高位胃体及胃窦壁，而术前超声检查发现胃体下段近胃窦壁局部增厚，漏诊了高位胃体病灶。少部分胃癌病灶是多发的，而且胃癌也可以与其他肿瘤如间质瘤同时存在，超声检查时应注意系统扫查，勿因已经发现了病灶，而忽视对其他部位的检查。值得一提的是，对胃病灶的定位，各种影像检查、内镜、术中、术后病理可能不大一致，特别是胃体下段胃窦部病灶，可能与部分患者胃角切迹不大明显有关。

本病例术后病理诊断胃淋巴上皮瘤样癌，这是一种罕见的特殊类型胃癌，又称伴有淋巴样间质的癌或髓样癌，约占全部胃癌的 1%～4%。病因不明，约 80% 原发胃淋巴上皮瘤样癌与 EB 病毒感染相关，部分与高度的微卫星不稳定性相关。多见于中老年男性，好发于近端胃和残胃。临床表现与普通型胃腺癌类似，影像学检查亦难以鉴别。

病例七

【病史】

男，71 岁，反复上腹闷痛 3 个月余，伴恶心、呕吐，呕吐物为胃内容物，无黑便、呕血等。既往史、个人史、家族史无特殊。

【体格检查】

未见明显异常。

【实验室检查】

血肿瘤标志物：大致正常；

血常规：血红细胞 $3.02×10^{12}$/L，血红蛋白 89 g/L。

【超声检查】

（1）胃窦壁增厚，考虑胃窦癌；

（2）胃周淋巴结肿大（图 2-7-1）。

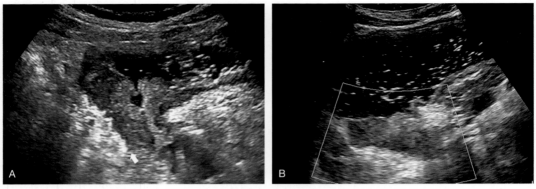

图 2-7-1　胃鳞状细胞癌超声检查

A. 胃窦壁不规则增厚，最厚处约 1.9 cm，长约 5.1 cm，胃腔变窄，局部浆膜层呈小锯齿状（箭头）；B. 增厚胃壁未见明显血流信号。

【CT 检查】

考虑胃窦癌；胃周多个轻度增大淋巴结（图 2-7-2）。

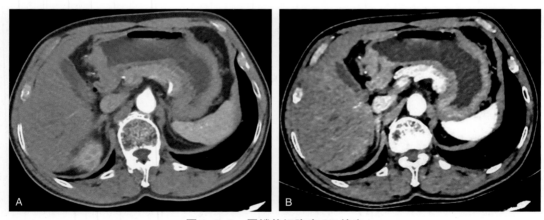

图 2-7-2　胃鳞状细胞癌 CT 检查

A. 增强扫描动脉期，胃窦壁不规则增厚，浆膜面毛糙，可见轻度强化；B. 增强扫描门脉期，病灶明显强化。

【诊疗经过】

入院后完善相关检查，存在手术指征，行腹腔镜辅助根治性远端胃切除术，术中见肿瘤位于胃窦处，大小约为 5 cm×4 cm，胃周见肿大淋巴结。

【病理诊断】

幽门管中 – 低分化鳞状细胞癌，浸润浆膜下层，各组淋巴结未见癌转移。

【解析】

患者为老年男性，上腹闷痛伴呕吐、贫血，影像学检查发现胃窦壁增厚，胃周淋巴结肿大，胃癌诊断基本成立，术后病理诊断为鳞状细胞癌。

胃鳞状细胞癌属于特殊类型胃癌，约占全部胃癌的1%，多发生于胃窦部，好发于40～60岁，男性多于女性。胃鳞状细胞癌在病理学上分为3个亚型：单纯鳞癌、腺鳞癌（混合型）、腺鳞癌（碰撞型）。胃鳞状细胞癌与胃腺癌在临床表现、影像学表现、实验室检查等方面差异不大，确诊依赖于病理组织学检查。

病例八

【病史】

男，74岁，进食后腹胀2个月余，程度轻，无恶心、呕吐、反酸、嗳气、腹痛、腹泻、便秘等不适。既往史、个人史、家族史无特殊。

【体格检查】

上腹部轻压痛，未触及明显肿物。

【实验室检查】

血肿瘤标志物：AFP 1919.00 ng/mL。

【超声检查】

（1）胃壁增厚，考虑胃癌；

（2）肝低回声结节，考虑恶性肿瘤，不排除原发性肝癌；

（3）门静脉低回声实体，考虑癌栓；

（4）胃周淋巴结肿大，考虑转移（图2-8-1）。

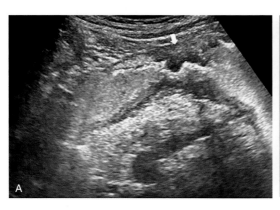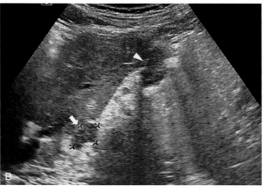

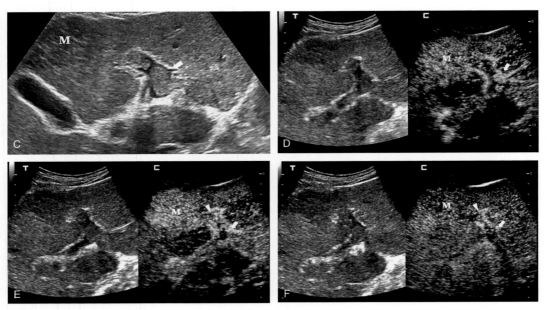

M：肿块。

图 2-8-1　胃癌肝转移并门静脉癌栓超声检查

　　A. 胃角壁增厚（箭头）；B. 胃体壁增厚（三角号），长约 6.4 cm，最厚处约 1.6 cm，浆膜层模糊不清，胃周见数个低回声结节，大者约 2.0 cm×1.4 cm（小弯侧，箭头），界清，未见明显血流信号；C. 左肝内叶被膜下偏低回声结节，约 6.5 cm×2.8 cm，界欠清，门静脉矢状段见低回声实体（箭头），约 3.3 cm×1.3 cm；D. 超声造影 27 s，左肝内叶结节开始增强，门静脉矢状段结节样增强（箭头）；E. 44 s 时，左肝结节进一步强化，门静脉矢状段管腔内（三角号）出现强化，原增强结节（箭头）逐渐消退；F. 120 s 时，左肝结节增强消退，门静脉矢状段管腔内（三角号）仍增强，原增强结节基本消退（箭头）。

【CT 检查】

　　考虑胃癌，伴胃周淋巴结转移，肝转移，门静脉癌栓形成（图 2-8-2）。

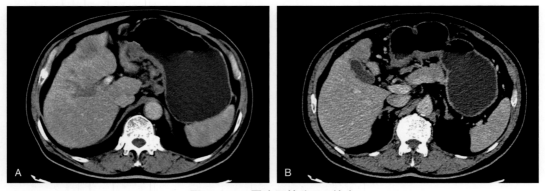

图 2-8-2　胃癌肝转移 CT 检查

　　A. 肝内见多发低密度灶，大者位于肝 S4 段，增强扫描呈环形强化，胃角部病灶呈不均匀强化；B. 薄层平扫及增强扫描示胃角部胃壁增厚，可见强化。

【诊疗经过】

入院后完善相关检查，考虑"胃癌伴肝转移"，暂无手术指征，予以"注射用紫杉醇＋替吉奥"化疗。

【解析】

胃癌可通过门静脉发生肝转移，但门静脉癌栓并不多见。超声检查发现门静脉实体时，常采用多普勒超声来判断是血栓还是癌栓，但部分实体血流信号弱，常难以鉴别。超声造影是鉴别门静脉血栓与癌栓很有价值的影像学方法，癌栓由动脉供血，超声造影时表现为动脉期增强，门脉期逐渐消退，而残留的门静脉腔内超声造影剂在门脉期开始增强，并且持续到延迟期，可资鉴别。

病例九

【病史】

患者，男，71岁，反复中上腹闷痛1个月余，呈间歇性，无向他处放射。既往史、个人史、家族史无特殊。

【体格检查】

皮肤无黄染，肝区无叩痛，中上腹轻压痛，无反跳痛。

【实验室检查】

血肿瘤标志物：AFP 5048 ng/mL，CEA 69.8 ng/mL；

CRP 14.1 mg/L；

大便隐血试验：阳性。

【超声检查】

（1）胃壁增厚，考虑胃癌；

（2）左肝稍高回声团块，考虑转移，不排除原发性肝癌；

（3）肝内外胆管扩张；

（4）腹腔腹膜后淋巴结肿大，考虑转移（图 2-9-1）。

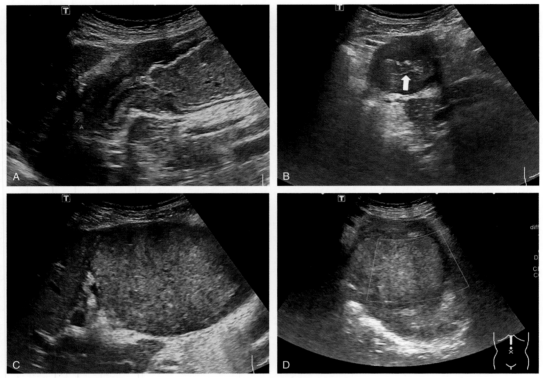

图 2-9-1　胃癌肝转移超声检查

A. 胃体小弯、胃角、胃窦壁增厚，长约 7.0 cm，厚约 1.9 cm，胃腔变窄；B. 短轴面显示胃窦壁增厚，胃腔变窄（箭头），浆膜面毛糙；C. 左肝外叶等回声团块，大小约 9.7 cm×7.8 cm，界尚清；D. 左肝肿块未见明显血流信号。

【上腹部 MR 平扫 + 增强检查 】

（1）肝左叶占位性病变，考虑恶性肿瘤；

（2）胃壁增厚，胃癌待排除（图 2-9-2）。

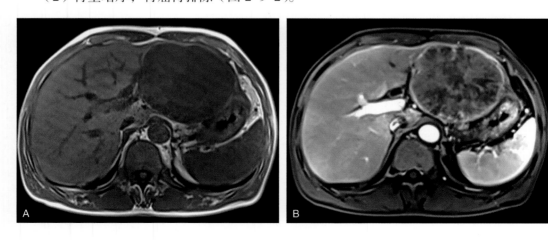

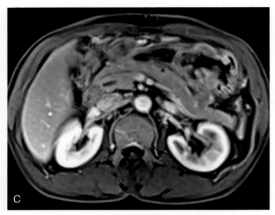

图 2-9-2　胃癌肝转移 MR 检查

A.肝左叶类圆形病变,T1WI呈低信号, 边界清楚, 信号均匀;B.增强扫描病灶呈不均匀强化, 可见包膜;C.胃壁增厚, 呈不均匀强化。

【诊疗经过】

入院后行内镜活检、CT 引导下经皮肝穿刺活检术及肝动脉造影 + 肝动脉栓塞术。

予多西他赛 + 替吉奥 + 阿帕替尼化疗及肝动脉插管化疗栓塞术, 5 周期后, 复查上腹部 CT 平扫, 胃窦壁癌伴上腹腔淋巴结转移, 较前增多增大;肝左叶肿块介入术后, 较前缩小;左肝方叶新增一转移灶（图 2-9-3）。

【病理诊断】

（胃窦）送检活检组织见腺癌, 肿瘤大部分呈腺样结构, 部分呈实性巢状, 结合免疫组化结果, 倾向肝样腺癌。因活检组织小, 不能代表肿物全貌, 请结合临床。

（肝占位）送检穿刺活检组织见腺癌浸润, 伴局灶坏死, 与胃镜活检组织镜下状态相似, 请结合临床。免疫组化结果：肿瘤细胞 CK19、CDX2、Villin、GPC-3 弥漫阳性, AFP、HepPar 个别阳性, CK7、CK20 阴性。

【解析】

患者超声检查发现胃癌、淋巴结转移, 左肝占位无法明确为原发性或转移性。胃癌可发生肝脏转移, 但转移灶常多发, 典型超声表现可见"牛眼征""靶环征"。本病例血 AFP 明显升高, 不能排除原发性肝癌的可能, 遂行 CT 引导下穿刺活检, 病理诊断为胃癌肝转移。患者为胃癌Ⅳ期, 行全身化疗及肝转移癌介入栓塞治疗。

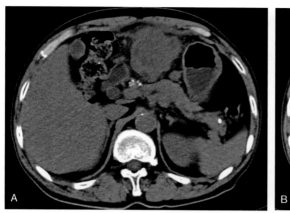
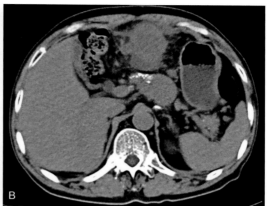
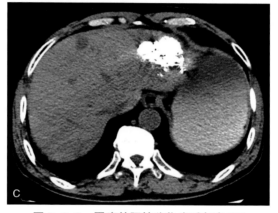

图 2-9-3　胃癌并肝转移化疗后复查 CT

A.胃窦壁不规则增厚，部分向胃壁外侵犯；B.腹膜后多发淋巴结肿大；C.左肝混杂高密度肿块及低密度灶。

病例十

【病史】

男，67 岁，反复中上腹部闷痛 20 余天，进食后加重，伴上腹胀、反酸、胃灼热、食欲减退，就诊当地医院，行内镜检查提示胃体中上段黏膜皱襞增粗肥大，充血水肿明显，活检病理诊断胃体轻度慢性炎症伴中度肠化；CT 增强检查胃肠未见明显异常。既往史、个人史、家族史无特殊。

【体格检查】

全腹软，中上腹压痛，无反跳痛，未触及包块。

【实验室检查】

肿瘤标志物：CEA 8.5 ng/mL，CA125 307.2 U/mL，CA199 47.31 U/mL；

粪便隐血试验：阴性；

血生化全套、血常规：大致正常；

腹水常规：单个核细胞百分比 49%，多个核细胞百分比 46%，有核细胞计数 2957×10^6/L，透明度浑浊，李凡他试验 2+，红细胞 1+，异常细胞 5%。

【超声检查】

（1）胃壁增厚伴不全梗阻，考虑恶性肿瘤，Menétrier 病待排除；

（2）右侧胸腔少量积液、腹盆腔积液（图 2-10-1）。

【内镜检查】

胃体黏膜水肿、胃腔僵硬（皮革胃待排）（图 2-10-2）。

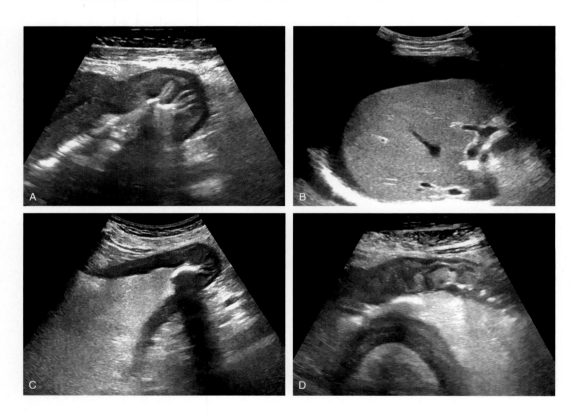

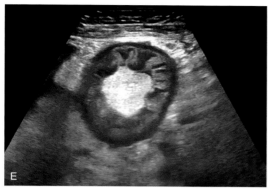
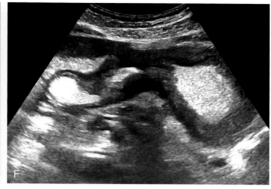

图 2-10-1　皮革胃超声检查

A.空腹状态下，超声检查见胃壁增厚，黏膜皱襞仍可见；B.肝周及右侧胸腔积液；C.口服有回声胃肠超声显像剂后，胃底体长轴切面显示胃底部充盈好，胃壁无明显增厚，胃体上段胃壁逐渐增厚，胃腔开始变窄，内见胃石强回声，后方伴声影；D.胃体胃窦部横切，显示胃壁增厚，以黏膜层增厚为主，黏膜皱襞仍清晰可见，胃腔变窄；E.胃窦短轴切面显示胃壁黏膜皱襞清晰可见；F.胃窦部管腔明显狭窄，局部胃壁层次不清。

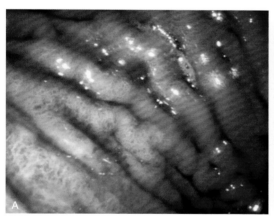
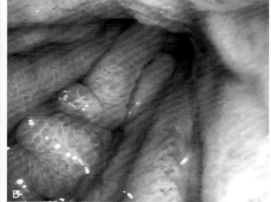

图 2-10-2　皮革胃内镜检查

胃体四壁黏膜水肿，胃腔僵硬、狭窄，充气无法展开，深挖活检质韧硬。

【PET/CT 检查】

（1）全胃胃壁弥漫性增厚伴代谢轻度增高，考虑皮革胃可能大（图 2-10-3）；

（2）腹腔大网膜、肠系膜片絮影及结节影，横结肠及部分小肠浆膜面模糊，考虑种植转移；

（3）胃小弯、胃左动脉旁、腹腔干旁、幽门上区、右侧膈肌脚内侧多发大小不等淋巴结，考虑转移可能。

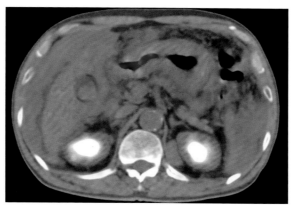

图 2-10-3　皮革胃 PET/CT 检查

全胃胃壁弥漫性增厚，呈密度均匀的软组织密度，胃腔缩小，代谢轻度增高，SUVmax 为 3.4。

【诊疗经过】

入院后完善相关检查，临床考虑皮革胃，但 2 次内镜活检病理检查均未发现肿瘤证据。行腹腔穿刺置管引流送检腹水找瘤细胞提示"低分化腺癌"。患者肿瘤晚期，自行出院。

【解析】

本病例腹部低分化腺癌诊断明确，但原发肿瘤的确切来源仍未明确，临床上结合影像学检查考虑为皮革胃。皮革胃为弥漫浸润型胃癌，具有较为特殊的生物学特性，临床表现隐匿。皮革胃肿瘤起源于胃壁上皮细胞，但生长方向不是向胃腔内突出，而是向胃壁黏膜下层、肌层、浆膜层浸润生长。皮革胃浸润胃壁范围较为广泛，胃腔缩小，胃壁增厚坚硬，坚如皮革，预后不良。

本病例超声检查时，通过口服有回声显像剂可清晰显示胃腔与胃壁浸润情况，黏膜皱襞粗大，声像学改变与内镜下表现极为相似。超声检查不受胃腔狭窄的限制，在内镜活检失败的情况下，通过实时超声引导下经腹部穿刺活检胃壁可疑恶性部位进行病理检查，可明显提高诊断准确性，被视为内镜检查的重要补充。

本病应与 Menétrier 病鉴别，Menétrier 病患者血液白蛋白可通过病变胃壁分泌到胃腔，导致低蛋白血症，出现胸水、腹水、下肢浮肿等。Menétrier 病病变以胃体胃底大弯侧较为明显，黏膜皱襞明显粗大，呈指状或息肉状突入胃腔，皱襞间隙较规则，呈"脑回"样改变，而黏膜下层、固有肌层、浆膜层结构清晰。Menétrier 病也可发生恶变，超声诊断 Menétrier 病应慎重，避免将皮革胃误诊为本病，导致延误诊治。

（陈志奎　张秀娟　薛恩生　林礼务）

小肠癌

病例一

【病史】

男，75岁，头晕半个月，外院 CT 检查提示胰头钩突癌。既往史、个人史、家族史等无特殊。

【体格检查】

未见明显异常。

【实验室检查】

血肿瘤标志物：CA199 136.0 U/mL，CEA 18.9 ng/mL。

【超声检查】

（1）上腹部低回声肿块，考虑十二指肠水平部癌，可能累及胰头；

（2）腹腔腹膜后多发转移性淋巴结（图 3-1-1）。

【MR 检查】

考虑胰腺癌（图 3-1-2）。

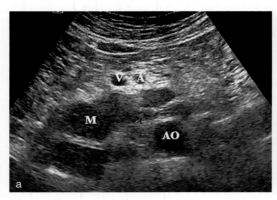
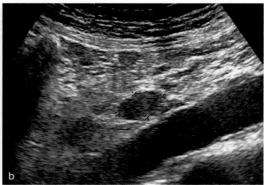

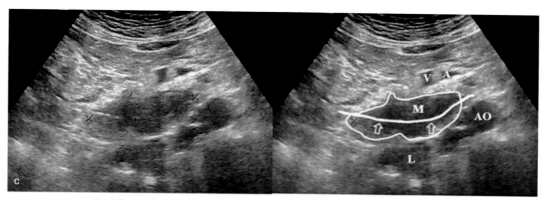

A：肠系膜上动脉；AO：腹主动脉；L：肿大淋巴结；M：肿块；V：肠系膜上静脉。

图 3-1-1 十二指肠水平部癌超声检查

a. 上腹部低回声肿块，长约 6.2 cm，厚约 3.0 cm，位于腹主动脉与肠系膜上动脉静脉之间，与胰头分界欠清；b. 腹膜后淋巴结肿大，大者约 2.3 cm×1.4 cm，界清；c. 饮水后，肿块中间可见线样高回声流动（箭头），为狭窄的肠腔。

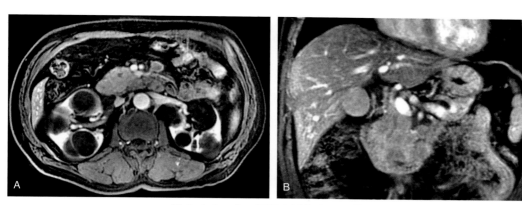

图 3-1-2 十二指肠水平部癌 MR 检查

A.T1WI 增强序列显示上腹部肿物，最大径约 1.9 cm，境界欠清，增强可见强化，胰管无扩张，腹膜后未见肿大淋巴结；B. 冠状位显示肿物与胰头关系密切

【PET-CT 检查】

考虑胰头钩突部癌，侵犯十二指肠水平部；胰头周围、肠系膜上动脉周围、门脉后方、腹主动脉上段旁多发淋巴结转移（图 3-1-3）。

【诊疗经过】

入院后完善相关检查，存在手术指征，行腹腔镜探查 + 胰十二指肠切除 + 胆囊切除，术中于十二指肠水平部与胰腺钩突触及质硬肿物，大小约 5 cm×4 cm×3 cm，与周围组织粘连明显，胰周、十二指肠悬韧带旁、肝总动脉、肝十二指肠韧带、腹主动脉前见多发肿大淋巴结。

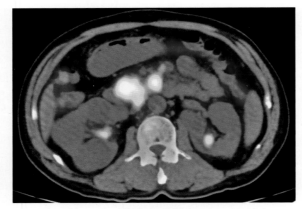

图 3-1-3　十二指肠水平部癌 PET-CT 检查

胰腺钩突 - 十二指肠水平部之间见一软组织密度肿物影，大小约 3.9 cm × 2.6 cm，有放射性异常浓聚，SUVmax 约 14.2。

【病理诊断】

十二指肠溃疡型黏液腺癌，部分为低分化癌及印戒细胞癌，侵及浆膜，累及胰腺，淋巴结见转移癌。

【解析】

本例患者并无明显消化道症状，但肿瘤标志物 CA199 明显升高，外院 CT、入院后 MRI、PET-CT 均考虑为胰头癌。超声检查发现病灶位于胰头旁，肿块体积较大，呈低回声，未见明显假肾征。嘱患者饮水后，动态观察可见肿块中央出现细条状液体流动，故考虑为十二指肠癌，超声测量的肿块大小、位置、定性诊断均与术后病理诊断较一致。

随着胃肠超声的发展，其在胃肠疾病诊断中显示出一定价值，并且无辐射损伤，患者依从性好，可作为内镜检查的重要补充，尤其是常规内镜难以到达的十二指肠水平部及空回肠的影像学检查。本病例由于十二指肠梗阻较严重，饮水后通过受阻，超声检查仅能显示少量的液体通过，如果采用口服超声微泡造影剂悬液，将明显提高狭窄肠腔显示的灵敏度。

病例二

【病史】

女，69 岁，9 个月前出现中上腹阵发性闷痛，自行服药（具体不详）后缓解。1 天前出现发热，最高 38.3℃，伴咳嗽，超声检查提示肝内外胆管扩张；MRI 考虑壶腹部占位。既往史、个人史、家族史无特殊。

【体格检查】

皮肤、巩膜无黄染，腹软，全腹无压痛、反跳痛，未触及包块。

【实验室检查】

血常规、生化全套：大致正常；

粪常规 + 潜血试验：正常。

【超声检查】

（1）胆总管末段低回声结节（壶腹周围癌？）；

（2）肝内外胆管扩张（图 3-2-1）。

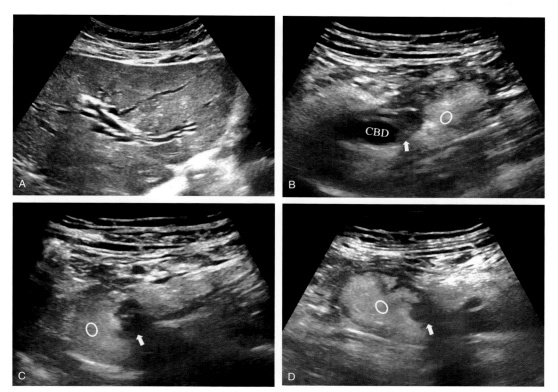

图 3-2-1　十二指肠癌超声检查

　　A. 肝内胆管扩张，内径分别约 0.4 cm（左）、0.8 cm（右）；B. 口服有回声显像剂后，胆总管长轴切面显示，十二指肠（椭圆号）充盈好，胆总管（CBD）扩张，内径约 1.1 cm，末端结节样增厚（箭头），大小约 0.9 cm×0.9 cm；C. 十二指肠降部长轴切面显示十二指肠降部（椭圆号）内侧壁癌结节（箭头）；D. 胰头部横切显示十二指肠降部（椭圆号）癌结节（箭头）。

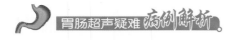

【CT 增强检查】

壶腹部占位，考虑十二指肠乳头部腺瘤或恶性肿瘤（图 3-2-2）。

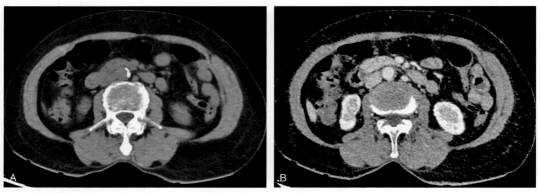

图 3-2-2　十二指肠癌 CT 检查

A. 平扫显示壶腹部结节等密度影，径约 1.1 cm；B. 增强见强化。

【MRCP+MRI 增强检查】

壶腹部可疑占位伴肝内外胆管及胰管扩张，请结合临床（图 3-2-3）。

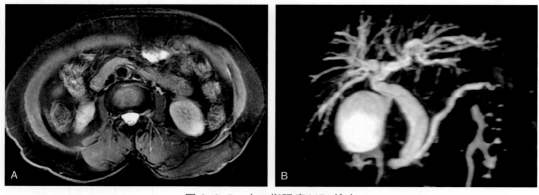

图 3-2-3　十二指肠癌 MRI 检查

A. T2 序列显示壶腹部信号欠均匀，未见明显肿块影；B. MRCP 示肝内外胆管扩张，胆囊增大，胰管增宽。

【诊疗经过】

入院后完善各项检查，考虑壶腹部占位，行腹腔镜胰十二指肠切除 + 胆囊切除术。术中见胆囊明显肿大，约 9 cm × 6 cm × 4 cm，壁厚，胆管明显扩张，直径约 1.5 cm，术中送检部分十二指肠乳头壶腹部肿物，病理提示腺癌。

【病理诊断】

十二指肠中分化管状腺癌，浸润十二指肠乳头周围肌组织，未累及胰腺，淋巴结未见转移癌。

【解析】

患者为老年女性，腹痛、发热就诊外院，行超声检查发现肝内外胆管扩张，胆囊肿大，但未能发现引起梗阻的病因。超声检查容易发现胆道梗阻，但是寻找梗阻的原因比较困难，尤其是位于壶腹部周围的小病灶常难以显示。入院后超声检查时，通过口服有回声显像剂使十二指肠充盈，高回声显像剂的背景下清晰衬托出低回声的壶腹部周围小结节，从而得出较为准确的超声诊断。

壶腹部处于胆管、胰管汇合的重要关口，肿瘤较小时即可引起梗阻。该病例术后病理诊断为十二指肠癌累及乳头，超声检查时发现胆道梗阻较为明显，但胰管未见扩张，查血胆红素尚正常，推测为肿瘤体积较小，尚未完全阻塞胰胆管所致。

Vater壶腹体积小，超声检查时常难以准确区分癌灶位于壶腹部或周围组织，因此常统一称为壶腹周围癌。壶腹周围癌主要包括壶腹癌、胆总管下段癌和十二指肠乳头癌，其临床表现与治疗方法类似，预后相对较好。

病例三

【病史】

男，78岁，上腹痛一周，无他处放射。既往史、个人史、家族史等无特殊。

【体格检查】

查体未见明显异常。

【实验室检查】

肿瘤标志物：CA199 325.8 U/mL，CEA 5.2 ng/mL，神经元特异性烯醇化酶 18.4 ng/mL。

【超声检查】

（1）考虑十二指肠降部癌；

（2）上腹部淋巴结肿大（图3-3-1）。

【数字胃肠造影】

十二指肠降段占位，考虑肿瘤侵犯（图3-3-2）。

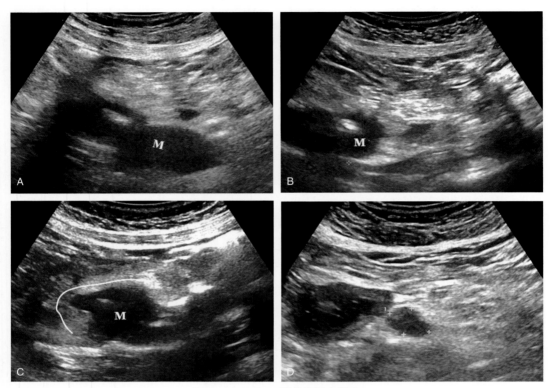

图 3-3-1 十二指肠癌超声检查

A. 十二指肠长轴切面，显示肿块（M）呈低回声，长约 8.1 cm，最厚处约 2.0 cm；B. 短轴切面，显示肠壁偏心增厚（M），肠腔狭窄；C. 口服有回声显像剂（线条），十二指肠内肿块（M）呈低回声；D. 肠周淋巴结肿大，大者约 2.0 cm × 1.3 cm。

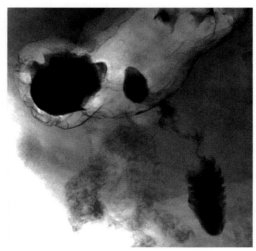

图 3-3-2 十二指肠癌 X 线造影

十二指肠降段管腔狭窄，长约 5.3 cm，黏膜破坏，管壁僵硬，造影剂通过尚可。

【CT 肠系膜上静脉造影】

胰头部后方、十二指肠钩突处占位，考虑间质瘤（图 3-3-3）。

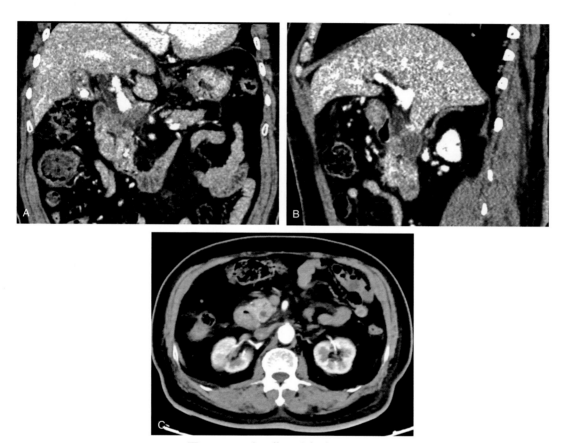

图 3-3-3 十二指肠降部癌 CT 检查

A、B、C.冠状位、矢状位及横断位示胰头部后方、十二指肠钩突处见一类圆形异常密度影，大小约 4.9 cm×2.4 cm，与十二指肠分界不清，与胰腺分界尚清楚，增强扫描见周围强化。

【上腹部 MR 平扫＋增强检查】

十二指肠降段区占位，考虑间质瘤，累及胰头待排除，腹膜后淋巴结转移可能（图 3-3-4）。

【诊疗经过】

入院后完善相关检查，无手术禁忌证，行腹腔镜辅助胰十二指肠切除＋右腹膜后肿物切除。术中于十二指肠降部触及质硬肿物，浸润肠壁全层，界不清，径约 5 cm，右腹膜后触及质硬肿物，位于门静脉后方，大小约 5 cm×4 cm×3 cm，胰腺质软，未触及明显肿物。

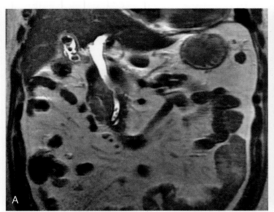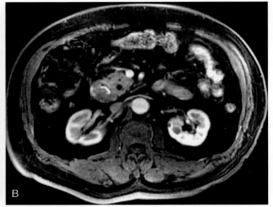

图 3-3-4　十二指肠降部癌 MR 检查

A.冠状位显示十二指肠降部壁增厚，肠腔变窄；B.T1WI 增强序列，十二指肠降部壁环形增厚，可见强化。

【病理诊断】

（胰十二指肠）十二指肠溃疡型中分化管状腺癌，侵出肌层，侵犯周围部分胰腺组织及胆总管下段，间质见脉管内瘤栓及神经侵犯。淋巴结见转移癌，具体如下：十二指肠周围淋巴结 0/3，8A 淋巴结 1/1，16A1 淋巴结 6/9。

【解析】

患者为老年男性，上腹痛，CA199 明显升高，首先考虑消化系统恶性肿瘤。超声检查显示上腹部低回声肿块，肿块内可见类似肠腔强回声，口服有回声显像剂后，显示肿块位于十二指肠，形态不规则，肠腔狭窄，肠周淋巴结肿大，考虑十二指肠癌，术后病理证实为腺癌，术前 CT 与 MRI 检查均考虑为间质瘤。

十二指肠间质瘤多呈结节样向腔外生长，与本病例有一定相似之处，但以下几点不支持间质瘤诊断：①间质瘤患者的血肿瘤标志物大多正常；②间质瘤一般不发生淋巴结转移；③间质瘤表面可出现溃疡，但较少表现为肿块中央类似肠腔样强回声；④间质瘤体积较小时形态多较规则，而体积较大的间质瘤内部常出现出血囊性变，与本病例不符。

病例四

【病史】

女，57 岁，3 个月前出现上腹痛，呈阵发性，伴恶心、呕吐，进食后加重，查腹部 CT 考虑肠套叠。发病以来体重下降 5kg。既往史、个人史、家族史等无特殊。

【体格检查】

未见明显异常。

【实验室检查】

血肿瘤标志物：CA199 231.10 U/mL，CA125 36.83 U/mL。

【超声检查】

（1）左上腹空肠壁结节状增厚，考虑小肠癌；

（2）肠梗阻（图 3-4-1）。

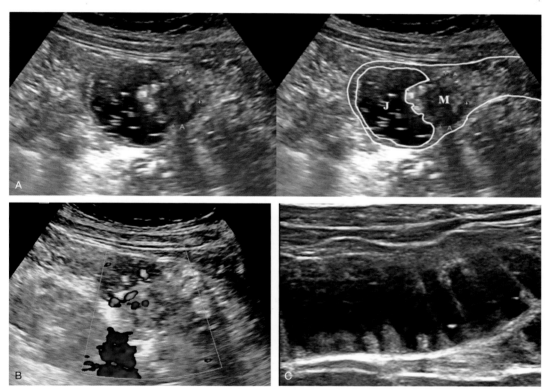

图 3-4-1　空肠癌并肠梗阻超声检查

A. 左上腹空肠（J）壁结节状增厚（M），约 2.0 cm×2.1 cm，局部肠腔狭窄，其上方肠管扩张；B.CDFI 可见较丰富血流信号；C.肠管扩张，内径约 3.1 cm，呈"鱼刺征"。

【CT 检查】

考虑炎性病变，肿瘤待排除（图 3-4-2）。

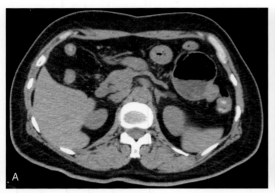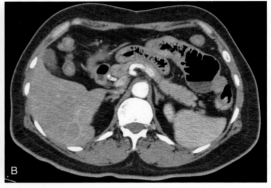

图 3-4-2　空肠癌并肠梗阻 CT 检查

A.平扫显示左上腹空肠局部增厚阻塞管腔，其近端肠腔扩张；B.增强扫查显示增厚肠壁强化。

【诊疗经过】

入院后完善相关检查，无手术禁忌证，行腹腔镜辅助部分空肠切除术，距离 Treiz 韧带约 50 cm 的空肠壁见一肿瘤，大小约 2 cm×2 cm，白色，质硬，边界不清，近端空肠管轻度扩张。

【病理诊断】

空肠中分化管状腺癌，浸润浆膜层，淋巴结未见转移癌。

【解析】

小肠癌多位于十二指肠降部，空肠比较少见。本例病灶位于左上腹左肋弓下，超声扫查时声窗有所受限。病灶虽然不大，但出现了肠梗阻扩张，这是引起超声医师注意的关键，循着扩张肠管往下扫查，发现了肠壁结节样增厚，可见血流信号，诊断为空肠癌，术后病理证实为中分化管状腺癌。

本病例术前 CT 检查首先考虑为炎症性病变。一些小肠炎性病变如克罗恩病可以出现肠壁增厚，肠腔狭窄，但肠壁增厚多为节段性，更多位于末段回肠及回盲部，肿瘤标志物正常，而炎性指标如 CRP 等升高，与本病不符。

病例五

【病史】

女，28 岁，12 天前体检 CT 检查考虑右下腹回肠恶性肿瘤，腹盆腔转移。既往史、个人史、家族史等无特殊。

【体格检查】

未见明显异常。

【实验室检查】

（1）粪便潜血试验：阳性；

（2）成人钙卫蛋白：阳性；

（3）C-反应蛋白：10.0 mg/L；

（4）血常规：白细胞计数 12.35×10^9/L，中性粒细胞 87.4%，血红蛋白 101.0 g/L；

（5）肿瘤标志物：CA199 > 1000 U/mL，CA72-4 23.8 U/mL。

【超声检查】

（1）右下腹小肠壁不规则增厚，考虑小肠癌；

（2）右侧卵巢增大；

（3）腹壁腹腔多发结节（图 3-5-1）。

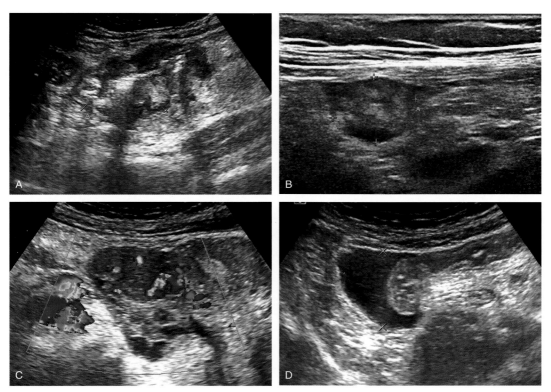

图 3-5-1　回肠癌并腹腔、右卵巢转移超声检查

A. 右下腹小肠壁不规则增厚，长约 6 cm，厚约 2.6 cm，肠壁层次不清，肠腔明显变窄；B. 腹壁、肠周多发低回声结节，大者约 1.8 cm×1.4 cm；C. 右侧卵巢增大，约 4.6 cm×3.5 cm，回声减低，血供较丰富；D. 盆腔积液，深约 3.6 cm。

【PET-CT 全身显像】

考虑小肠癌（T4N2bM1）伴多发腹壁癌结节，腹盆腔广泛种植转移，回结肠动脉旁、双侧髂血管旁多发淋巴结转移，肝多发转移（图 3-5-2）。

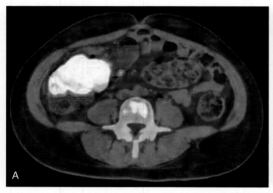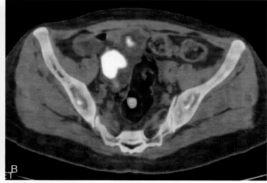

图 3-5-2 回肠癌并腹腔、右卵巢转移 PET-CT 检查

A. 回肠末端肠壁局限性增厚并形成软组织密度肿物，肠腔狭窄，呈高代谢；B. 盆腔多发软组织密度影，呈高代谢。

【术中所见】

入院后完善各项检查，无明显手术禁忌证，行腹腔镜探查＋腹腔镜下腹壁结节、大网膜结节活检＋腹腔镜下辅助右侧附件切除＋部分小肠及大网膜切除术。术中见右下腹末段回肠（距回盲部约 40 cm）不规则肿物，大小约 6 cm×5 cm，部分相邻肠壁浸润融合，浆膜面毛糙，局部破溃出血，浸润处肠腔狭窄。肝脏弥散分布类圆形结节，考虑转移瘤，大者径约 0.9 cm，界欠清。大网膜弥漫结节，考虑转移瘤，大者位于升结肠前方、结肠肝曲内下方，径约 1.4 cm。腹盆腔可见多发附壁粟粒样癌性结节，以膈下、右下腹及盆腔腹膜组织显著。右侧附件表面粗糙，考虑肿瘤种植转移，大小约 4 cm×3.5 cm。

【病理诊断】

（末段回肠）溃疡型中分化腺癌。（大网膜结节、腹膜结节）腺癌结节；（右侧附件）卵巢见腺癌浸润。

【解析】

患者为年轻女性，体检发现回肠肿瘤，无症状，但肿瘤标志物明显升高、粪潜血试验阳性、贫血等均支持肠癌诊断。超声检查发现右下腹小肠壁增厚，右卵巢明显增大伴丰富血供，腹壁腹腔多发结节伴腹水，故小肠癌伴腹腔及卵巢种植诊断成立。

当超声检查发现消化道恶性肿瘤时，尤其是局部晚期者，应注意扫查肿瘤周围淋巴结、肝脏、卵巢有无转移，可采用高频探头扫查腹膜网膜有无增厚或结节，这对于临床评估肿瘤分期，制定诊疗方案具有重要参考意义。

（陈志奎　钱清富　唐懿）

| 第四章 | 结直肠癌 |

病例一

【病史】

男，63岁，反复右下腹痛3个月，1周前查CT平扫提示回盲部包块，考虑阑尾脓肿。2年前因右下腹痛在当地医院诊断阑尾炎，保守治疗后症状缓解；7个月前诊断肺结核，予抗结核治疗。

【体格检查】

右下腹触及一包块，大小约5 cm×4 cm，活动度差，轻压痛。

【实验室检查】

血肿瘤标志物：CEA 16.6 ng/mL，CA199 578.4 U/mL。

【超声检查】

考虑阑尾类癌（图4-1-1）。

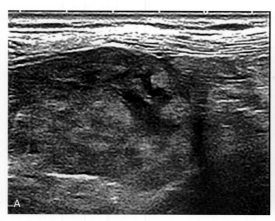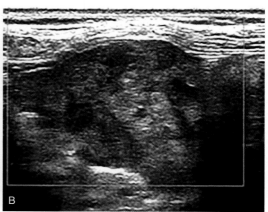

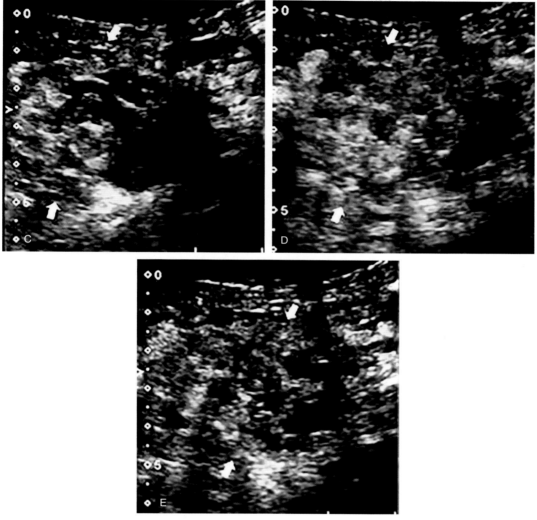

图 4-1-1 回盲部癌超声检查

A. 右下腹回声不均肿块，大小约 5.5 cm×4.6 cm，部分界欠清，其上缘似与肠壁相连；B.CDFI 可见少量血流信号；C. 超声造影 18 s 肿瘤开始增强（箭头）；D. 45 s 时增强达到峰值（箭头）；E. 60 s 时逐渐消退（箭头）。

【CT 检查】

考虑阑尾来源囊腺癌（图 4-1-2）。

【诊疗经过】

入院后完善各项检查，无明显手术禁忌证，予行右半结肠根治性切除术。术中于右下腹回盲部见一肿物，大小约 5 cm×4 cm×3 cm，质硬，界不清。

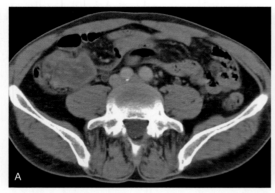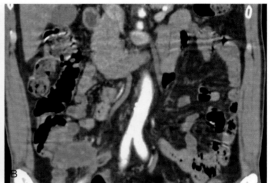

图 4-1-2　回盲部黏液腺癌 CT 检查

A、B. 横断位及冠状位示回盲部密度不均团块影，境界不清，增强可见轻度不均匀强化。

【病理诊断】

回盲部隆起型黏液腺癌，侵及浆膜下层；结肠旁淋巴结见转移癌。

【解析】

患者为老年男性，有慢性阑尾炎和肺结核病史，右下腹痛伴包块形成，应考虑是否有慢性阑尾炎或肠结核的可能。实验室检查消化道肿瘤标志物明显升高，提示可能存在肠道恶性肿瘤。超声检查时发现右下腹肿块，似与阑尾相连，超声造影显示病灶以实性为主，术前超声误诊为阑尾类癌。

该病例的误诊可能与超声诊断医师对阑尾肿瘤的认知不足有关。类癌为高分化神经内分泌肿瘤，被认为是阑尾最常见的肿瘤，与本病例不同。阑尾类癌多表现为阑尾远端的孤立低回声结节，体积较小，内部回声均匀，境界清晰，形态规则，阑尾可伴有管径增粗、管壁增厚等类似阑尾炎的超声表现。阑尾慢性炎症则表现为阑尾增粗，但外径多在 1 cm 左右，与本病例不符。该病例超声检查表现为混合性病灶，体积较大，部分区域形态不规则，边界不清晰，超声造影显示病灶以实性为主，而患者处于肿瘤的高发年龄，结合患者肿瘤标志物检查结果，应充分考虑恶性肿瘤的可能性。

病例二

【病史】

男，61 岁，体检 CT 发现左上肺占位 2 个月，后于我院行肺穿刺活检，病理诊断倾向低分化鳞状细胞癌。既往史、个人史、家族史无特殊。

【体格检查】

未见明显阳性体征。

【实验室检查】

血常规、生化全套：大致正常。

【超声检查】

（1）右下腹低回声不均团块，考虑回盲部恶性肿瘤；

（2）乙状结肠多发等回声结节，考虑腺瘤，恶变待排除；

（3）右下腹淋巴结肿大（图4-2-1）。

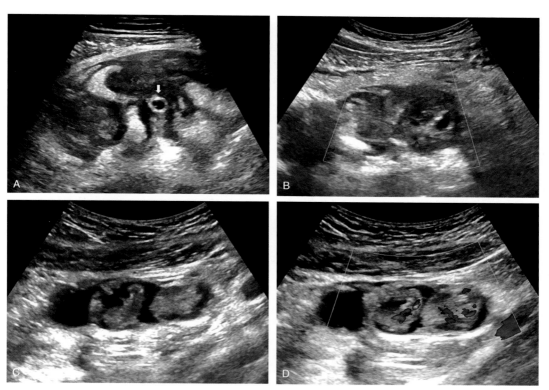

图4-2-1　回盲部癌超声检查

A. 右下腹低回声不均团块，约7.2 cm×3.6 cm，似与盲肠相延续，阑尾（箭头）被包裹于其中；B. 肿块可见少量血流信号，周围系膜回声增强；C. 乙状结肠内见数个等回声结节，大者约2.6 cm×1.6 cm；D.CDFI可见较丰富血流信号。

【PET-CT检查】

（1）右肺上叶后段恶性肿瘤，考虑原发腺癌，需与转移性腺癌鉴别；

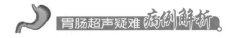

（2）回盲部恶性肿瘤伴回盲部系膜区及肠系膜上静脉旁多发淋巴结转移；

（3）乙状结肠腺瘤恶变可能性大，伴乙状结肠系膜区及乙状结肠动脉旁多发淋巴结转移（图 4-2-2）。

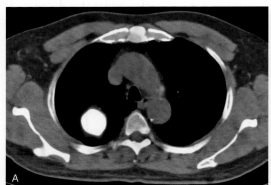
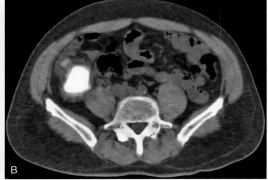

图 4-2-2　肺癌及回盲部癌 PET/CT 检查

A. 右肺上叶后段见一软组织密度结节影，大小约 3.0 cm×2.3 cm×3.5 cm，呈局限性高代谢，SUVmax 约 18.9；B. 回盲部及回肠末端肠壁增厚，约 3.1 cm×2.7 cm，呈局限性高代谢，SUVmax 约 8.8，相应肠系膜增厚，周围脂肪间隙见多发斑片状软组织密度影。

【内镜检查】

（1）盲肠新生物；

（2）结肠多发息肉，内镜下结肠息肉切除术（图 4-2-3）。

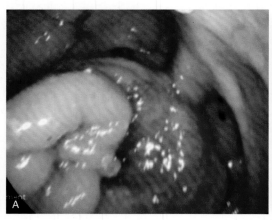
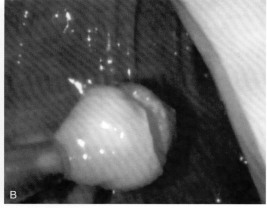

图 4-2-3　回盲部癌内镜检查

A. 回盲部见一巨大新生物占据整个盲肠，表面破溃糜烂；B. 乙状结肠见 2 枚 2～3 cm 长粗蒂息肉，行电凝切除。

【活检病理诊断】

（活检）回盲部中分化腺癌；乙状结肠绒毛状腺瘤伴高级别上皮内瘤变。

【诊疗经过】

入院后完善相关检查，右上肺鳞癌、回盲部腺癌诊断明确，行胸腔镜下右上肺癌根治术。2个月后返院行腹腔镜辅助扩大右半结肠切除术，术中见回结肠动脉周围肿大淋巴结，大小约 3 cm×3 cm，肿瘤位于盲肠，可疑侵及侧腹膜。解剖标本：盲肠肿瘤隆起型，大小为 5 cm×5 cm，质地硬，可疑侵及周围脂肪组织。

【手术后病理诊断】

回盲部溃疡型中分化管状腺癌，侵出浆膜，累及阑尾；见神经侵犯；淋巴结见转移癌。

【解析】

患者为中老年男性，肺癌拟入院手术，腹部无不适，术前常规检查时发现回盲部病灶，肿块较大，回声杂乱，考虑为恶性肿瘤，术后病理证实为腺癌，淋巴结转移。回盲部是肠道疾病较为好发的部位，回盲部癌应与克罗恩病、结核、淋巴瘤等进行鉴别。克罗恩病多见于青壮年，表现为肠道节段性病变，可伴有肠瘘、脓肿等表现。肠结核较为少见，通常以回盲部为中心，累及邻近升结肠及末段回肠，呈连续性分布，肠壁增厚，可伴有溃疡或结节状增生，肠周可见淋巴结肿大，腹腔可伴有腹水，声像图改变与本病有较多相似之处，确诊有赖于活检或术后病理检查。肠道淋巴瘤病变主要位于黏膜固有层或黏膜下层，肠壁局限性或弥漫性增厚，回声明显减低，中间可见肠腔气体强回声，血供多较为丰富。

该患者经腹部超声检查还发现乙状结肠多个等回声结节，考虑为腺瘤，但结节内血供较为丰富，不能排除是否发生恶变。经肛门灌注温水或有回声显像剂可较好显示结肠病变。一般对于中高回声的病灶多选用温水，无回声温水与中高回声病灶形成鲜明对比，可清晰显示病灶。当病灶回声较低，或者肠道内气体较多，干扰较为明显时，可选用有回声显像剂灌肠，可明显减轻肠气干扰，提高超声检查准确性。

病例三

【病史】

女，50岁，2周前反复出现中上腹持续性腹痛，3天前出现呕吐、肛门停止排便排气。既往史、个人史、家族史等无特殊。

【体格检查】

脐周及右中上腹轻压痛，可疑反跳痛。

【实验室检查】

血肿瘤标志物：CA199 896.9 U/mL、CA242 500 U/mL、CA125 54.9 U/mL。

【超声检查】

（1）左肾上部低回声肿块，考虑左肾癌，并左肾静脉癌栓；

（2）结肠肝曲壁增厚，考虑结肠癌（图4-3-1）。

【CT检查】

（1）考虑结肠肝曲癌；

（2）小肠不全梗阻；

（3）左肾上极占位（图4-3-2）。

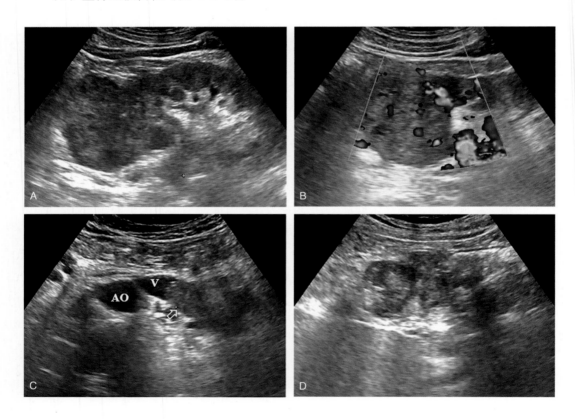

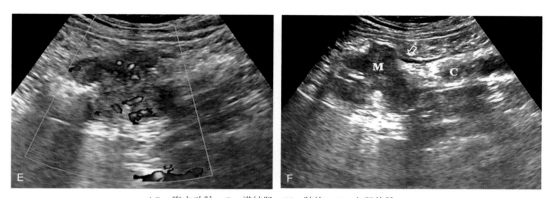

AO：腹主动脉；C：横结肠；M：肿块；V：左肾静脉。

图 4-3-1　结肠癌超声检查

A.左肾增大，上部见一低回声肿块，大小约 3.8 cm×3.2 cm，界尚清；B.左肾肿块可见血流信号；C.左肾静脉扩张，内见低回声实体（箭头），宽径约 1.5 cm；D.结肠肝曲壁不规则增厚，长约 5 cm，厚约 1.8 cm，肠壁层次不清，肠腔狭窄；E.结肠肿块血供丰富；F.肿块与横结肠壁相延续。

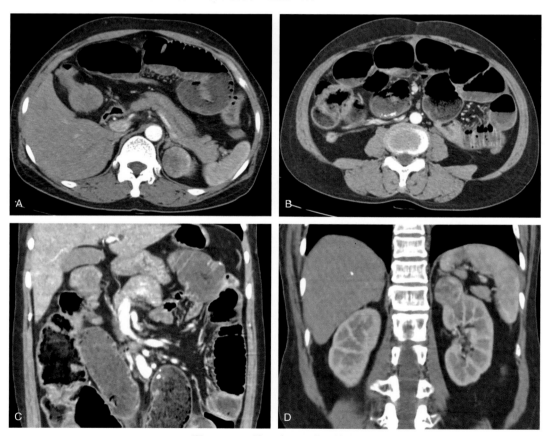

图 4-3-2　结肠癌 CT 增强检查

A.横断面显示结肠肝曲及左肾上极肿物，可见强化；B.腹腔大量小肠肠管扩张，可见液气平面；C.冠状位重建显示结肠肝曲肿物；D.冠状位显示左肾上极肿物，增强后不均匀强化。

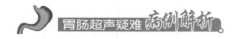

【诊疗经过】

入院后完善各项检查，无手术禁忌证，予行腹腔镜下根治性右半结肠切除术。术中见升结肠挛缩，结肠肝曲触及一肿物，质硬，术后标本剖视，结肠肝曲肿物大小约 5 cm×4 cm×4 cm，呈缩窄型，表面凹凸不平（图 4-3-3）。术后病理诊断：（右半结肠）溃疡型中分化腺癌（部分为黏液腺癌）。

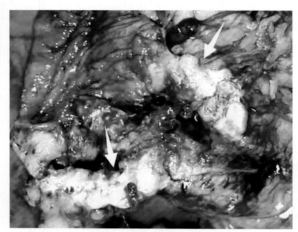

图 4-3-3　结肠癌术后大体标本（箭头）

半年后返院行左肾部分切除 + 左肾上腺部分切除术，术中见左肾上极肿物，径约 3 cm，部分与左肾上腺分界不清。术后病理诊断：左肾透明细胞性肾细胞癌，肾上腺未见肿瘤累及。

【解析】

患者为结肠肝曲癌，同时患有左肾癌，二者存在一定距离，而且术后病理分型也不同，不存在互相浸润转移关系。结肠癌病灶较大，出现肠道梗阻，超声检查可较清晰显示结肠肝曲病灶，血供较丰富。左肾癌位于上极，体积不小，累及肾静脉，但患者无症状，且肾癌预后相对较好，临床上先行手术切除结肠癌，解除梗阻。半年后再入院手术切除左肾癌，肿瘤无明显增大，大小与首次入院时影像学测量的大小较接近。

病例四

【病史】

男，47 岁，3 天前出现右上腹痛，吸气时加重，就诊外院查 CT 考虑肝癌并少量出血。既往史、个人史、家族史等无特殊。

【体格检查】

未见明显异常。

【实验室检查】

（1）血肿瘤标志物：CEA 17.8 ng/mL；

（2）粪便潜血试验：阳性。

【超声检查】

（1）降结肠壁增厚，考虑结肠癌；

（2）肝多发结节，考虑转移瘤（图4-4-1）。

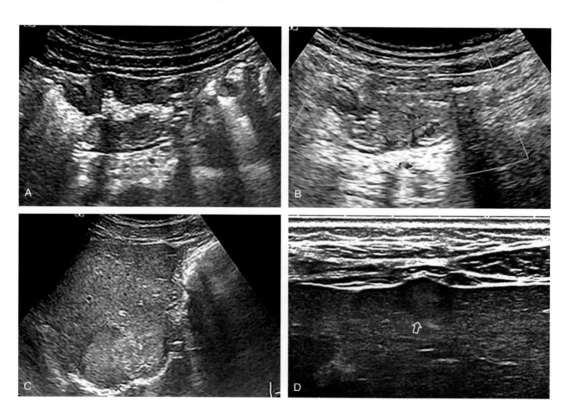

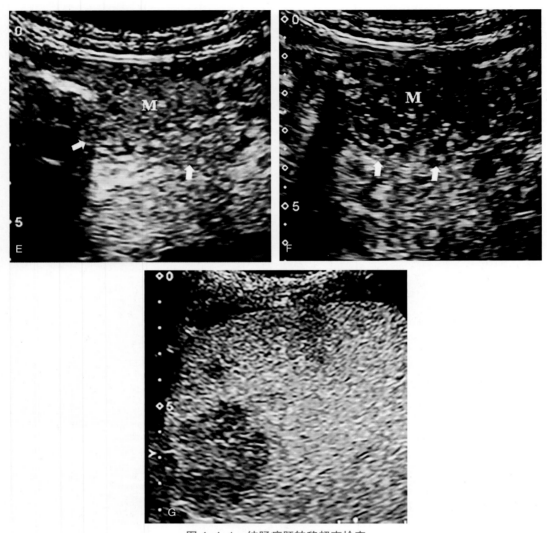

图 4-4-1　结肠癌肝转移超声检查

　　A. 降结肠上段壁环周增厚，呈"假肾征"，长约 4.8 cm，最厚处径约 1.1 cm；B. 病灶可见较丰富血流信号；C、D. 肝脏多发等回声或低回声结节（箭头），大者约 5.8 cm×4.5 cm（右肝后叶），界尚清；E. 超声造影 35 s，结肠肿瘤（M）明显强化（箭头）；F. 90 s 时，结肠肿瘤（M）增强明显消退（箭头）；G. 3 min 时，肝脏占位增强基本消退。

【CT 检查】

　　考虑结肠癌（图 4-4-2）。

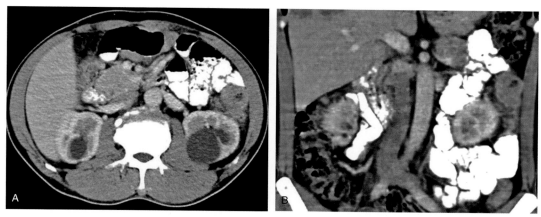

图 4-4-2　降结肠癌 CT 检查
A. 横断面；B. 冠状位显示降结肠管壁增厚，管腔狭窄，可见强化。

【MRI 检查】

考虑结肠癌，肝多发转移（图 4-4-3）。

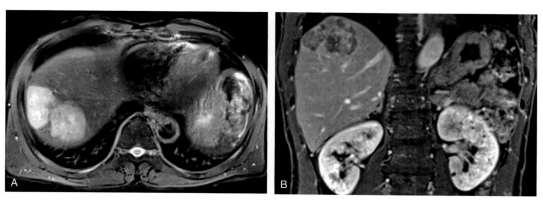

图 4-4-3　结肠癌肝转移 MR 检查
A. T2WI 序列示肝内多发高信号团块，形状不规则；B. T1WI 增强序列，增厚肠壁呈不均匀强化。

【肠镜检查】

考虑降结肠癌（图 4-4-4）。

【诊疗经过】

入院后完善各项检查，肠镜活检病理诊断为腺癌，临床考虑"降结肠癌伴肝转移"，行化疗及肝转移瘤射频消融术。

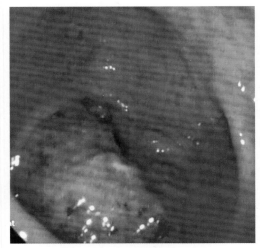

图 4-4-4 结肠癌肠镜检查

降结肠脾曲见不规则肿物环绕管腔，表面充血潮红，内镜无法通过。

【解析】

这是比较典型的结肠癌肝转移病例，常规超声检查诊断已经比较明确。超声造影显示结肠病灶明显增强，并且消退较快。但超声造影无法同时显示结肠与肝脏病灶，结肠病灶造影结束后，3 min 时再扫查肝脏，显示肝转移灶增强已基本消退，由于诊断已经比较明确，未再重新静脉注射造影剂进行肝脏病灶超声造影。患者为结肠癌晚期，予全身化疗及肝转移瘤射频消融治疗。

病例五

【病史】

男，57 岁，大便次数增多 7 个月，加重 1 个月，伴小便浑浊、尿频、尿痛，就诊泌尿外科门诊，检查 PSA 升高，考虑前列腺癌收入院。发病以来体重下降 10 kg。既往史、个人史、家族史等无特殊。

【体格检查】

下腹部偏右可触及一包块，大小约 10 cm×5 cm，边界不清，可推动，压痛，无反跳痛。

【实验室检查】

（1）血肿瘤标志物：总 PSA 13.5 ng/mL；

（2）尿常规：尿红细胞（++），尿白细胞（++）；

（3）粪便潜血试验：阳性。

【超声检查】

乙状结肠壁增厚，考虑结肠癌，累及膀胱壁，结肠膀胱瘘可能（图 4-5-1）。

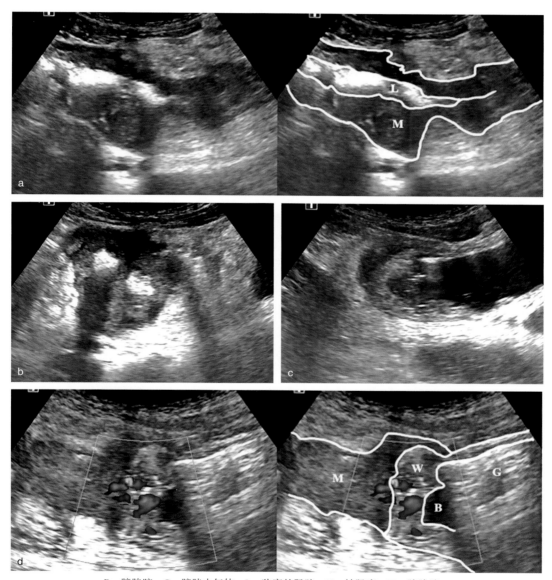

B：膀胱腔；G：膀胱内气体；L：狭窄的肠腔；M：结肠癌；W：膀胱壁。

图 4-5-1　乙状结肠癌累及膀胱超声检查

a、b.乙状结肠癌长轴切面、短轴切面，结肠壁不对称增厚，长约 11.9 cm，最厚约 2.8 cm，肠壁层次不清，浆膜不光整；c.膀胱后上壁不规则增厚，范围约 4.3 cm×1.8 cm；d.膀胱壁血供增多，膀胱腔内见气体强回声，动态观察可见结肠内气泡流入膀胱内。

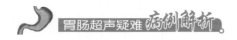

【MRI 检查】

考虑乙状结肠癌，累及膀胱，伴结肠膀胱瘘（图 4-5-2）。

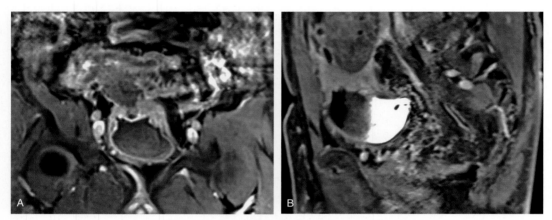

图 4-5-2　乙状结肠癌累及膀胱 MR 检查

A、B. 冠状位及矢状位成像示乙状结肠壁明显增厚，侵及膀胱上壁，二者之间见一线状瘘口，膀胱内见积气。

【诊疗经过】

入院后完善相关检查，考虑乙状结肠腺癌，累及膀胱，伴结肠膀胱瘘，行腹腔镜探查 + 回肠袢式造口术。术后予化疗联合靶向治疗 8 周后，行根治性乙状结肠切除 + 膀胱部分切除 + 回肠造口还纳术，术中见肿物位于乙状结肠，侵出浆膜，累及下腹壁及膀胱底部。术后病理诊断：中分化管状腺癌残余，浸润最深处位于浆膜下层，符合新辅助治疗后改变；淋巴结见转移。

术后继续给予化疗 + 靶向治疗，7 个月后复查超声发现盆腔种植转移并累及腹壁、膀胱（图 4-5-3）。

【解析】

本病例为乙状结肠癌累及膀胱，超声检查表现为乙状结肠壁增厚，肿瘤体积较大，突破浆膜，累及膀胱后上壁。超声检查发现膀胱腔内最高处可见气体强回声，并随着体位变化而移动，动态观察时可见气泡自结肠经增厚膀胱壁漂入膀胱内，结肠膀胱瘘诊断成立。结肠膀胱瘘应与单纯膀胱感染发炎鉴别，前者排尿常有粪臭，如果影像学检查能显示瘘管则诊断成立。但由于瘘管常较细小，难以发现，如果动态观察能见到结肠腔内容物如气体进入膀胱内亦可诊断。单纯膀胱感染发炎主要表现为尿路感染症状，尿频尿急尿痛，影像学检查可见膀胱壁稍增厚，无瘘管等表现。

本病例为肿瘤局部晚期，行新辅助治疗后手术切除，后继续化疗及靶向治疗。但由于治疗前肿瘤已经突破浆膜，可能也存在化疗耐药等问题，7 个月后复查超声出现肿瘤

复发，盆腔种植。

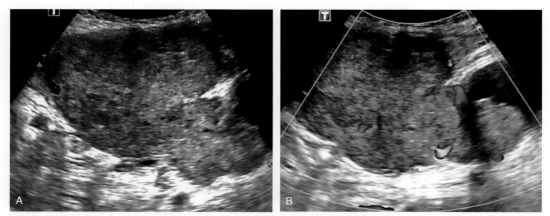

图 4-5-3 乙状结肠癌术后盆腔种植转移超声复查

A. 下腹部低回声团块，大小约 13.5 cm×8.5 cm×10.5 cm，界尚清，形态不规则，累及膀胱右侧壁；B. 可见少量血流信号。

病例六

【病史】

男，75 岁，发现双侧腹股沟疝 3 年，拟入院手术治疗。既往史、个人史、家族史无特殊。

【体格检查】

双侧腹股沟区于站立位时各见一包块，约"鸡蛋"大小，平卧位时消失。

【实验室检查】

（1）血肿瘤标志物：大致正常；

（2）血红蛋白：77.0 g/L。

【超声检查】

直乙交界至乙状结肠壁增厚，考虑恶性肿瘤（图 4-6-1）。

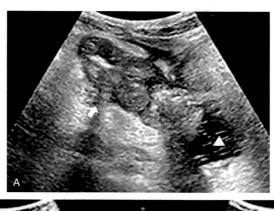

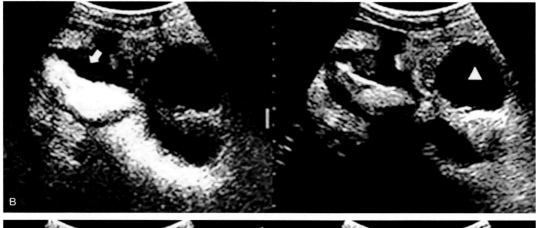

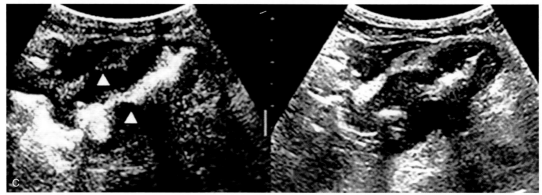

图 4-6-1　直乙交界癌超声检查

　　A. 直乙交界处肠壁不规则增厚，长约 7.5 cm，厚约 1.6 cm，肠壁层次不清，局部侵及外膜层（箭头），其下方直肠腔内可见注入的液体（三角号）；B. 经直肠注入微泡悬液，显示直乙交界肠腔充盈缺损（箭头），其前方为膀胱（三角号）；C. 肠壁增厚（三角号），肠腔不规则变窄。

【肠镜检查】

直乙交界肿物，考虑恶性肿瘤（图 4-6-2）。

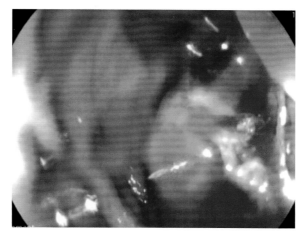

图 4-6-2 直乙交界肠癌肠镜检查

循腔进镜 18 cm 见一新生物占据肠腔，表面糜烂、渗血，肠腔狭窄、迂曲。

【诊疗经过】

入院后完善各项检查，内镜活检病理诊断为高级别上皮内瘤变，局灶癌变，转结直肠外科进一步治疗。

【解析】

患者为腹股沟疝入院拟手术治疗，入院前无肠道症状、肿瘤标志物正常，术前超声检查发现直乙交界至乙状结肠恶性肿瘤。乙状结肠位于膀胱左后上方，肠腔常呈空瘪状态或含粪气内容物，未灌注胃肠显像剂检查时，容易发生漏诊误诊。

经肛门注入有回声胃肠超声显像剂，经腹部超声检查可根据肠腔内有回声造影剂对病变肠管进行定位，并且有回声显像剂可减少肠气等内容物干扰，能较清晰显示增厚肠壁及肠周情况。经肛门注入微泡造影剂，通过超声造影可更清晰显示明显不规则狭窄的肠腔，将病灶准确定位于直乙交界和乙状结肠，不均匀增厚肠壁呈负性显影，考虑为肠癌，并经肠镜活检病理诊断证实。

病例七

【病史】

女，40 岁，反复便血 1 年，排便次数增加 8 月余，停经 39 天，伴腹痛。我院门诊经腹部超声检查发现高位直肠至直乙交界肠壁增厚，考虑恶性肿瘤（图 4-7-1）。患者在外院行"人工流产术"后，转诊我院进一步诊疗。既往史、个人史无特殊。父亲因"直肠癌"去世，祖母因"肠道恶性肿瘤肺转移"去世。

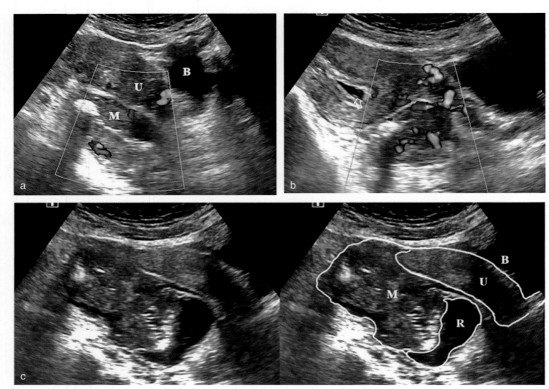

B：膀胱；M：肿块；R：直肠；U：子宫。

图 4-7-1　直肠癌伴早期妊娠经腹部超声检查

　　a.经腹部超声显示子宫后方直肠壁增厚，长约 8.1 cm，最厚处约 2.6 cm，肠壁层次不清，肠腔狭窄；b.直肠肿块血供丰富，子宫内可见妊娠囊及其内卵黄囊（箭头）；c.经肛门注水后显示直肠内回声不均肿块。

【体格检查】

　　直肠指诊：进指顺利，直肠黏膜光滑，未触及肿块，指套退出未染血。

【超声检查】

　　入院后经直肠腔内超声检查：

　　（1）直肠壁增厚，考虑直肠癌（uT3a）；

　　（2）直肠周围淋巴结肿大（图 4-7-2）。

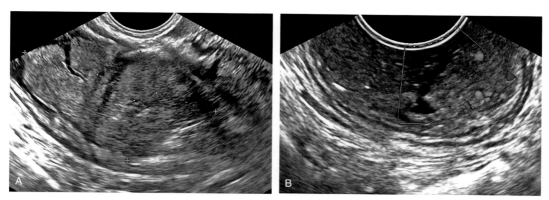

图 4-7-2 直肠癌腔内超声检查

A. 高位直肠等回声团块突入肠腔,大小约 6.5 cm×3.6 cm,上缘显示不清,病变局部侵及直肠壁固有肌层外少许系膜脂肪组织;B. 肿块可见较丰富血流信号。

【MRI 检查】

高位直肠癌,T3aN2Mx,距肛下缘 9.3 cm,未累及腹膜反折,CR(−),EMVI(±)(图 4-7-3)。

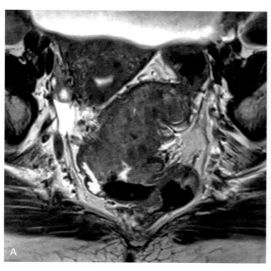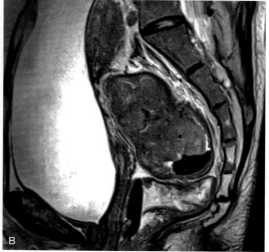

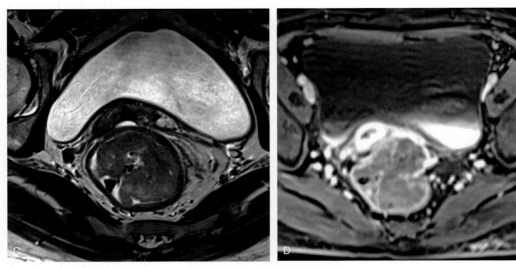

图 4-7-3　直肠癌 MRI 检查

　　A、B、C. T2WI 序列冠状面、矢状面、短轴面示直肠乙状结肠交界处管壁环形增厚，呈中等信号，病变侵犯直肠系膜，肠腔狭窄；D. T1WI 增强扫描病灶呈轻度强化。

【肠镜检查】

　　考虑直肠、乙状结肠癌可能（图 4-7-4）。

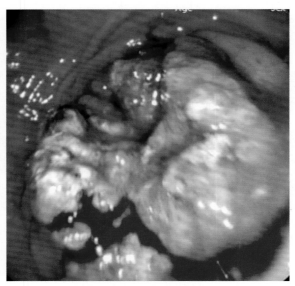

图 4-7-4　直肠癌肠镜检查

距肛缘 10 ～ 19 cm 直肠乙状结肠见新生物环大半肠腔。

【诊疗经过】

入院后完善各项检查，无明显手术禁忌证，予行腹腔镜辅助直肠前切除术，术中于直乙交界处发现肿瘤，术后解剖标本，直肠溃疡型肿瘤，底部扁平，约 5 cm×3.5 cm，占据肠腔 3/4 周（图 4-7-5）。

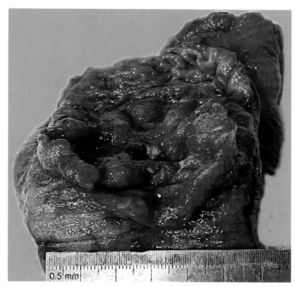

图 4-7-5 直肠癌术后大体标本

【病理诊断】

直肠隆起型中分化管状腺癌，浸润肌层外纤维脂肪组织，送检淋巴结见癌转移。

【解析】

患者早期妊娠行超声检查时偶然发现盆腔占位，为避免对妊娠的不良影响，未使用经直肠腔内超声检查。后征得患者同意，经肛门注入适量温水，再经腹部行超声检查，可较清晰显示肿块位于高位直肠及直乙交界处肠壁，从而获得比较明确诊断。患者后续行肠镜、经直肠腔内超声、MRI 等检查，考虑为局部进展期直肠癌，术后病理分期为 pT3，与术前影像学检查结果相吻合。

病例八

【病史】

女，66 岁，绝经后阴道出血 2 个月，自觉右下腹肿物 10 余天。既往史、个人史无特殊。父亲因"胃癌"去世。

【体格检查】

盆腔触及肿物，大小约 12 cm×10 cm，质中，活动度尚可，无压痛。直肠指诊进指顺利，直肠黏膜光滑，未触及肿块，指套退出未染血。

【实验室检查】

（1）血肿瘤标志物：CEA 6.8 ng/mL、CA199 91.18 U/mL、CA125 51.56 U/mL；

（2）粪便潜血试验：阳性。

【超声检查】

右下腹实性为主团块，考虑右卵巢颗粒细胞瘤，间质瘤待排除（图 4-8-1）。

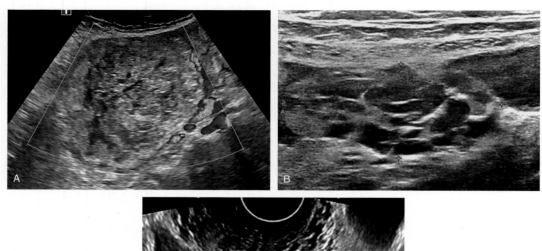

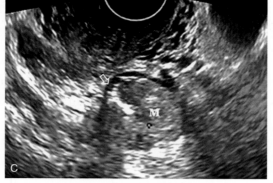

图 4-8-1 直肠癌卵巢转移超声检查

A. 经腹部超声显示盆腔实性为主肿块，大小约 11.5 cm×10.3 cm，形态尚规则，肿块周边可见血流信号；B. 高频超声显示左侧卵巢增大；C. 经阴道超声显示直肠肿块（M），其前方可见直肠腔少量液体，肿瘤表面破溃并向内延伸（箭头）。

【MRI 检查】

（1）考虑右侧卵巢性索间质肿瘤；

（2）乙状结肠下段癌，T2N0Mx（图 4-8-2）。

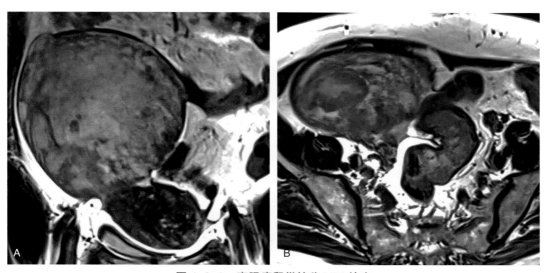

图 4-8-2 直肠癌卵巢转移 MRI 检查

A.T2WI 序列冠状位示右下腹见一巨大团块灶，呈混杂高信号；B.T2WI 序列横断位示乙状结肠下段肠壁增厚。

【肠镜检查】

考虑乙状结肠癌（图 4-8-3）。

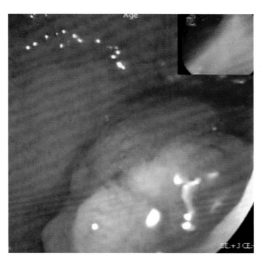

图 4-8-3 直肠癌肠镜检查

距肛门 18 cm 肠壁见新生物环 2/3 周。

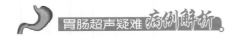

【诊疗经过】

入院后完善各项检查，无明显手术禁忌证，予剖腹探查，术中见右卵巢肿大约12 cm×10 cm，紫蓝色，与周围组织无粘连，肿物表面见两破口，范围约2 cm×2 cm。肿物位于上段直肠，前壁局部浆膜表面可见瘢痕样凹陷（图4-8-4）。小肠系膜见三处种植癌结节。另探及大网膜一枚癌结节，大小约2 cm×1.5 cm。

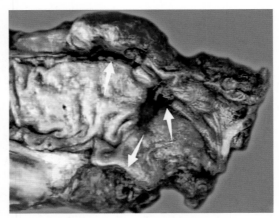

图4-8-4　直肠癌术后大体标本（箭头）

【病理诊断】

（直肠）隆起型黏液腺癌，侵出浆膜，淋巴结见转移癌；（右卵巢肿物）见腺癌，结合直肠原发灶、组织学形态及免疫组化表型符合转移性黏液腺癌；（大网膜）见腺癌结节。部分小肠及癌结节，见黏液腺癌浸润。

【解析】

患者为老年女性，已绝经，经腹部超声检查发现右下腹肿块。由于患者无消化道症状，超声医师检查时未考虑到直肠癌的可能，仅行经阴道超声检查，结合患者血雌激素水平升高，将右下腹肿块误诊为原发性卵巢肿瘤，漏诊了直肠癌。后期回顾分析时发现，从存储的阴超图片可见高位直肠壁肿块。本病例卵巢肿块较大，而原发灶较小，术前超声诊断较困难，但同时也提示超声检查应系统全面扫查，捋清思路，才能获得较准确的诊断。

（陈志奎　钱清富　卓敏玲）

第五章 阑尾肿瘤

病例一

【病史】

女，11岁，反复右下腹阵发性闷痛 3 个月余。既往史、个人史、家族史无特殊。

【体格检查】

右下腹肌稍紧张，轻压痛，以麦氏点明显，无反跳痛，未触及包块，肠鸣音约 4 次 / 分。

【超声检查】

阑尾区条状低回声肿块，考虑阑尾炎（图 5-1-1）。

【诊疗经过】

入院后完善各项相关检查，无明显手术禁忌证，予行肠粘连松解术 + 阑尾切除术，术中见大网膜向下腹部盆腔移位，粘连明显，阑尾盲肠前位，扭曲呈 S 型，长约 7 cm，根部短径约 1 cm，充血水肿，未见穿孔及坏疽。

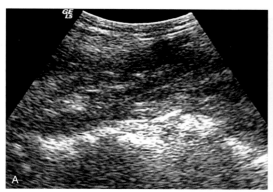
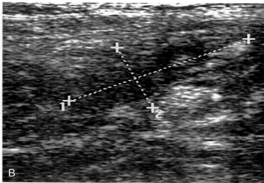

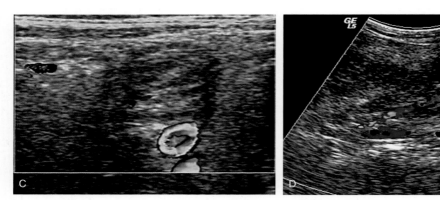

图 5-1-1　阑尾神经内分泌肿瘤超声检查

A、B. 右下腹阑尾区条状低回声肿块，宽径约 1.2 cm，内回声不均，可见片状强回声斑；C、D. 肿块内未见明显血流信号。

【病理诊断】

（阑尾）高分化神经内分泌肿瘤（NET，1 级），侵及阑尾壁肌层。肿瘤大小约 1 cm×1 cm×0.5 cm。

【解析】

据文献报道，阑尾高分化神经内分泌肿瘤，即既往所称的阑尾类癌占阑尾肿瘤的大部分，但术前影像学诊断的阑尾神经内分泌肿瘤较为少见，大多为并发阑尾炎手术后病理诊断。阑尾神经内分泌肿瘤大多无症状，肿瘤多位于阑尾远端，体积较小，常规影像学检查多漏诊。当阑尾神经内分泌肿瘤并发阑尾炎时，超声表现为阑尾增粗，常漏诊肿瘤的诊断，除非肿瘤体积较大。

本例于右下腹阑尾区见条状低回声肿块，结合临床表现，超声首先考虑阑尾炎。回顾分析声像图时，不难发现，阑尾正常结构消失，且病灶与周围组织分界不清，需警惕阑尾炎伴发阑尾肿瘤的可能。

病例二

【病史】

女，51 岁，发现盆腔肿物 2 年，腹痛伴发热 2 天。2 年前行阴道超声检查提示右侧附件区混合回声团块，考虑右侧卵巢出血（图 5-2-1），未进一步诊治。2 天前无明显诱因突发下腹痛，以右侧为著，呈持续性闷痛，伴发热、头痛、恶心呕吐。患系统性红斑

狼疮 3 年余，高血压 2 年。个人史、家族史等无特殊。

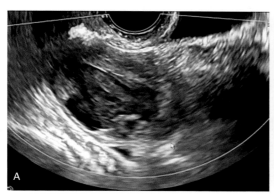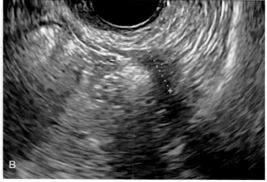

图 5-2-1　妇科超声检查

A. 右侧附件区见一混合回声团块，大小约 6.0 cm×4.6 cm，边界清楚，未见明显血流信号；B. 左侧卵巢未见异常。

【体格检查】

右下腹轻压痛，无反跳痛。

【实验室检查】

血肿瘤标志物：CEA 44.0 ng/mL。

【超声检查】

入院后经腹部超声检查：

（1）考虑右卵巢血肿可能；

（2）腹盆腔少量积液（图 5-2-2）。

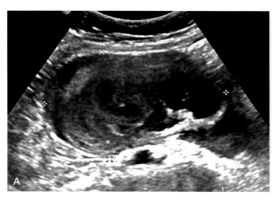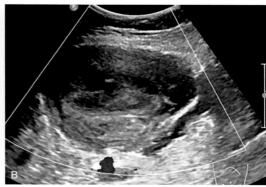

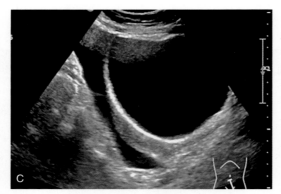

图 5-2-2　阑尾黏液性肿瘤并腹膜假性黏液瘤超声检查

A. 盆腔右侧见一混合性回声团块，大小约 9.8 cm×6.0 cm×7.1 cm，边界尚清楚；B. CDFI 未见血流信号；C. 腹盆腔见少量游离液性区。

【CT 检查】

（1）考虑囊腺瘤或囊性畸胎瘤；

（2）盆腔中量积液（图 5-2-3）。

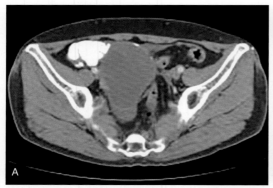
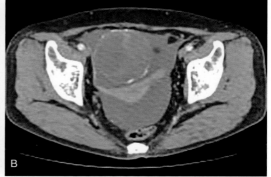

图 5-2-3　阑尾黏液性肿瘤并腹膜假性黏液瘤 CT 检查

A. 盆腔内囊状团块影，右侧与盲肠末段关系密切，囊壁见致密影；B. 盆腔囊状团块影分隔及囊壁似见强化，盆腔内中量积液。

【诊疗经过】

入院后完善各项检查，无明显手术禁忌证，予行腹腔镜下阑尾肿物切除术。术中见盆腔内大量半透明胶冻样液体，肿物来自阑尾，大小约 10 cm×7 cm×6 cm，见一破裂口，径约 1 cm，大网膜粘连其上。

【病理诊断】

低级别阑尾黏液性肿瘤，大网膜小灶区域见低级别腹膜假性黏液瘤。

【解析】

患者 2 年前行经阴道超声检查，考虑右卵巢出血。卵巢出血多见于黄体血肿，但患者已绝经，左侧卵巢已经萎缩，故卵巢出血的可能性不大。本次入院前 2 天突发下腹痛，经腹部超声检查发现盆腔右侧混合回声肿块，较前明显增大，亦误诊为右卵巢血肿。

本次入院经腹部超声检查显示的右下腹囊实性肿块，可见"洋葱皮样"改变，是低级别阑尾黏液性肿瘤较典型的超声表现。部分超声医师对阑尾黏液性肿瘤认识不足，对阑尾超声扫查技巧不够重视，容易导致对此类病变的漏诊误诊。患者 2 天前突发下腹痛，应为阑尾黏液性肿瘤内黏液过多，张力过大破裂所致。肿瘤破裂后，大量黏液流入腹盆腔，可形成腹膜假性黏液瘤。

病例三

【病史】

女，72 岁，2 个月来腹痛腹胀，在外院 CT 平扫检查考虑腹腔慢性脓肿，行腹腔镜探查 + 腹腔巨大脓肿置管引流术，症状缓解出院。出院后仍偶感右下腹闷痛，每日引流黄绿色分泌物约 100 ~ 150 mL，转诊我院。既往史、个人史、家族史等无特殊。

【体格检查】

右下腹触及一大小约 8 cm×6 cm 包块，轻压痛。

【实验室检查】

（1）血常规：白细胞计数 $6.1×10^9$/L，血红蛋白 83 g/L，血小板计数 $360×10^9$/L，中性粒细胞百分比 59.30%；

（2）肿瘤标志物：CEA 7.14 ng/mL，余指标未见异常；

（3）血结核菌抗体检查：阴性；

（4）结核菌涂片检查（非痰标本）：抗酸杆菌未检出。

【超声检查】

右中下腹混合回声团块，性质待定（图 5-3-1）。

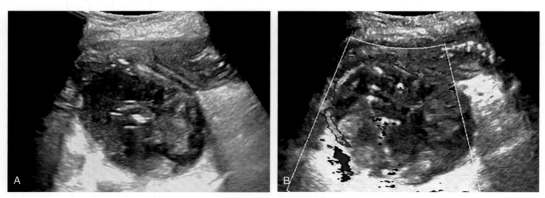

图 5-3-1　阑尾黏液性肿瘤超声检查

A. 右中下腹见一混合回声团块，大小约 13.3 cm×8.3 cm，形态不规则，边界尚清；B. 病灶周边可见较丰富血流信号。

【CT 检查】

考虑脓肿，累及右侧腰大肌及输尿管（图 5-3-2）。

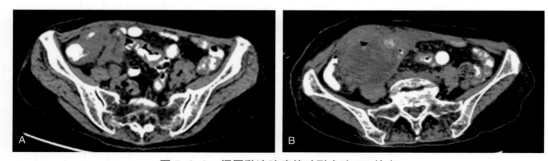

图 5-3-2　阑尾黏液腺癌伴破裂穿孔 CT 检查

A. 腹腔见多发包裹性液性密度影，右下腹团块内侧紧邻回肠末段；B. 右下腹团块外侧与盲肠相连，病灶内部密度欠均匀，局部与右侧腰大肌、输尿管粘连。

【肠镜检查】

阑尾开口处隆起，考虑炎症（图 5-3-3）。

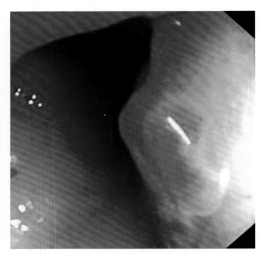

图 5-3-3　阑尾黏液性肿瘤肠镜检查
阑尾开口处黏膜潮红，可见小隆起、糜烂。

【诊疗经过】

入院后完善各项检查，无明显手术禁忌证，予行膀胱镜下右侧输尿管 D-J 管置入术＋剖腹探查＋腹腔粘连松解＋腹腔脓肿切除＋回盲部切除肠吻合术。术中见腹壁与腹腔内肿块粘连，分离后见腹腔内肿块主体位于右下腹，大小约 10 cm×8 cm×7 cm，向左上腹延伸并逐渐变细，形成约 3 cm 宽的纤维索带粘于左上腹壁；肿块周围较多小肠管粘于其上，致不全性肠梗阻，近段小肠管可见扩张积液积气；小肠间亦可见较多膜性粘连。

【病理诊断】

阑尾黏液腺癌伴破裂穿孔及感染，侵出浆膜，累及局部回肠壁，淋巴结未见转移癌。

【解析】

本病例为阑尾黏液腺癌并破裂，病灶较大，累及周围组织范围较为广泛，临床表现不典型，术前影像学诊断较为困难。当阑尾黏液性肿瘤体积较大，累及整条阑尾时，超声检查定位比较困难，尤其是女性，容易与右侧附件病变混淆。本病例超声检查显示肿块呈混合回声，内见斑状钙化灶，周边见较丰富血流信号，符合阑尾黏液腺癌的表现。

病例四

【病史】

男，69岁，1个月前因反复右下腹痛，就诊当地医院，考虑慢性阑尾炎急性发作，行腹腔镜下阑尾切除术，术后病理示阑尾低级别黏液性肿瘤，累及浆膜层，阑尾切端腔内黏液，考虑切端阳性。既往史、个人史、家族史无特殊。

【体格检查】

未见明显阳性体征。

【实验室检查】

血生化全套、肿瘤标志物：大致正常。

【超声检查】

盲肠壁囊性结节，考虑阑尾黏液性肿瘤残留（图5-4-1）。

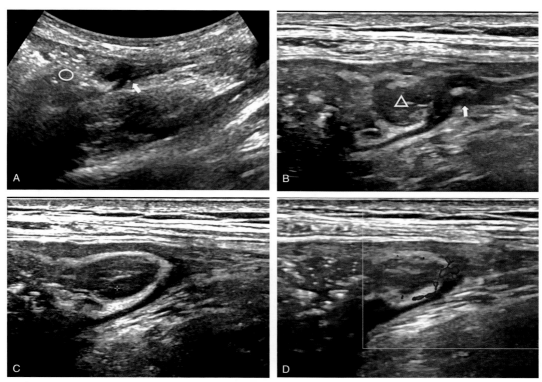

图5-4-1 阑尾黏液性肿瘤术后残留超声检查

A.阑尾切除术后，低频超声显示右下腹盲肠（椭圆号）旁低回声区（箭头）；B、C.盲肠壁（相当于阑尾开口处）见一囊性结节（三角号），大小约1.0 cm×0.7 cm，其下方为阑尾断端（箭头），呈低回声，周围可见微量积液；D.阑尾断端可见较丰富血流信号。

【内镜检查】

盲肠隆起性质待查（图5-4-2）。

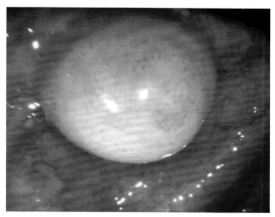

图5-4-2 阑尾黏液性肿瘤术后残留内镜检查

盲肠见一径约1.3 cm隆起，黏膜光滑。

【诊疗经过】

行腹腔镜探查 + 开放肠粘连松解 + 右半结肠切除 + 大网膜肿物、乙状结肠系膜肿物、盆底肿物切除术。术中见回盲部与右下腹壁粘连，盲肠表面可见阑尾残端，乙状结肠系膜表面、盆底和大网膜表面可见葡萄状黏液性肿物，直径2～4 cm，边界尚清楚，其他大肠及小肠肠管表面未见明显异常。

【病理诊断】

（右半结肠）阑尾切除术后，残余阑尾根部经全部取材，于阑尾壁肌层见大量黏液湖及小簇轻度异型黏液上皮，结合病史符合低级别阑尾黏液性肿瘤，系膜侧见缝线肉芽肿形成；回肠切端、结肠切端未见肿瘤。

盆腔肿物、结肠系膜肿物、大网膜肿物于纤维脂肪中见无细胞性黏液湖。淋巴结未见转移。

免疫组化结果：黏液上皮CK阳性，间皮CR阳性。

【解析】

患者为老年男性，1个月前在当地医院因"阑尾炎"行阑尾切除术，术后病理诊断为阑尾黏液性肿瘤。阑尾炎与阑尾黏液性肿瘤的临床与声像表现不同，阑尾炎表现为阑尾肿胀，不同病理分期声像表现不一，可伴有坏疽穿孔、脓肿形成，而阑尾黏液性肿瘤多表现为囊性或囊实性肿块，透声差。然而，老年人阑尾炎临床表现可不典型，阑尾黏液性肿瘤也可能发生破裂，声像表现不典型，二者鉴别有时仍存在困难。

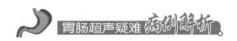

　　该患者在外院手术的术中情况不得而知，但根据术后病理描述，肿瘤累及浆膜层，以及在我院二次手术时发现腹盆腔多发肿物，推测首次手术前阑尾黏液性肿瘤已破裂。当阑尾肿瘤破裂后，阑尾黏液大量流入腹腔，阑尾腔空瘪，则可能误诊为阑尾炎。

　　患者入院后超声检查时，采用中频探头可较清晰显示阑尾开口处残留的黏液性肿瘤。患者未行肠道准备，盲肠内见较多液性内容物，伴有较多气泡，可浮动。而阑尾残留肿瘤呈椭圆形囊性肿块，内透声欠佳，类似"洋葱皮"样改变，与盲肠内容物不相通，阑尾黏液性肿瘤残留的超声诊断成立。

（陈聪　黄丽燕）

第六章

胃肠间质瘤

病例一

【病史】

女，49 岁，反复中上腹胀痛 5 年，呈持续性闷痛，无阵发性加剧，加重 5 个月。既往史、个人史、家族史无特殊。

【体格检查】

左上腹扪及一大小约 15 cm×8 cm 肿物，质地硬，边界清楚，活动度差。

【实验室检查】

血常规、生化全套、肿瘤标志物：大致正常。

【超声检查】

左上腹低回声不均团块，考虑胃肠间质瘤（GIST）或胃癌（图 6-1-1）。

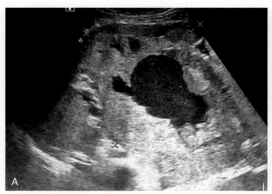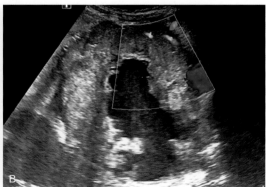

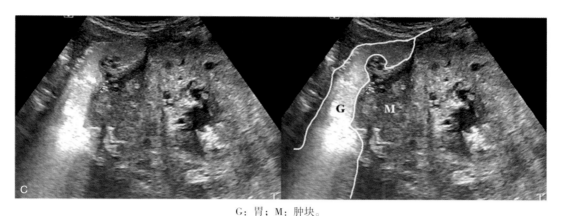

G：胃；M：肿块。

图 6-1-1　GIST 超声检查

A.左上腹见一巨大低回声不均团块，大小约 12.7 cm×11 cm，内见大片囊变区域，与胰尾分界欠清；B.实性区域可见少量血流信号；C.口服有回声显像剂后，可见肿块与胃壁相连（箭头）。

【MRI 检查】

考虑胃体间质瘤或血管源性肿瘤（图 6-1-2）。

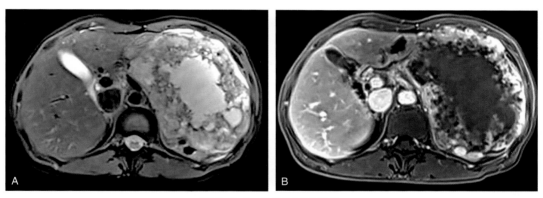

图 6-1-2　GIST MRI 检查

A.左上腹见一巨大不规则占位，内部信号混杂；B.实性部分明显渐进强化，病灶与胃体及胰腺体尾部分界欠清。

【诊疗经过】

入院后完善各项检查，无明显手术禁忌证，予行腹腔镜探查 + 肠粘连松解 + 腹腔巨大间质瘤切除 + 胃部分切除术，术中见腹腔内粘连明显，并见少量腹水，肿瘤位于左上腹，大小约 20 cm×15 cm，呈分叶状，表面尚光滑，基底位于胃小弯，与腹壁、脾脏、胰腺、十二指肠等组织粘连明显，腹腔见数个肿大淋巴结。

【病理诊断】

胃肠间质瘤，大小约 19 cm × 15 cm × 13 cm，高危险度，梭形细胞型，肿物主体位于黏膜下层与浆膜层之间，伴出血、坏死、囊性变，无破裂，核分裂象 2 个 /50 HPF。淋巴结未见转移。

【解析】

该例胃肠间质瘤体积较大，患者出现腹痛症状，但肿瘤标志物仍正常。超声检查显示左上腹巨大囊实性肿块，与周边脏器组织分界不清，口服有回声显像剂后显示肿块与胃底体壁固有肌层相延续，考虑胃肠间质瘤可能性较大，肿块向外生长。

胃肠间质瘤可向腔内或腔外生长，当外生性病灶体积较大时可累及周围组织器官，导致定位困难，此时仔细观察病灶与胃壁固有肌层的关系是准确定位的关键。胃肠间质瘤体积较大时常发生出血囊性变，内部呈囊实性，有一定特征性。

病例二

【病史】

女，59 岁，反复中上腹间歇性闷痛 10 天。既往史、个人史、家族史无特殊。

【体格检查】

上腹扪及巨大肿物，质地硬，活动度差。

【实验室检查】

血常规、生化全套、肿瘤标志物：大致正常。

【超声检查】

上腹部混合回声团块，考虑 GIST 伴出血囊性变（图 6-2-1）。

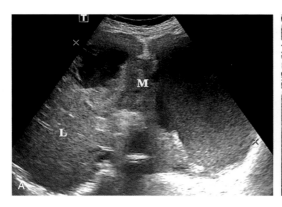
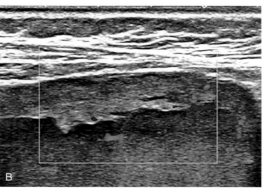

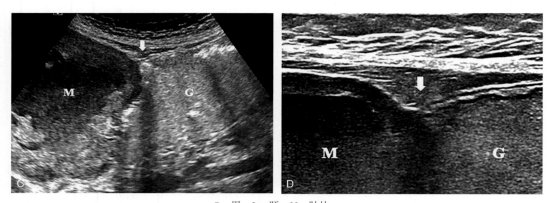

G：胃；L：肝；M：肿块。

图 6-2-1　GIST 超声检查

A. 上腹部见一混合回声团块，大小约 20.3 cm×13.8 cm×14.3 cm，形态不规则，内见数个液性区，大者约 13.0 cm×13.8 cm，透声差；B.实性部分可见少量点状血流信号；C、D.病灶与胃体壁分界不清，二者相延续(箭头)。

【CT 检查】

考虑胃恶性肿瘤伴局部梗阻，周围多发小淋巴结（图 6-2-2）。

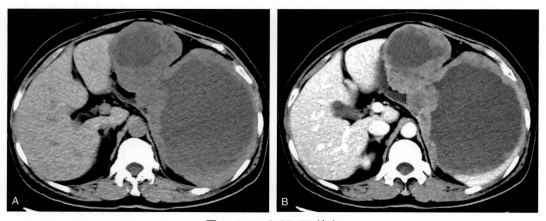

图 6-2-2　GIST CT 检查

A. 胃壁不规则增厚，胃体小弯壁为著；B. 可见明显强化，周围见多发小淋巴结影。

【诊疗经过】

入院后行内镜活检病理诊断胃肠间质瘤，由于肿瘤较大，与周围组织分界不清，先行靶向治疗。8 个月后复查超声，病灶较前明显缩小（图 6-2-3）。行腹腔镜辅助胃底部切除术，术中见肿瘤位于胃底大弯后壁，呈外生型生长，大小约 9.0 cm×7.0 cm，侵犯脾脏上极及左侧膈肌，胃周未见明显肿大的淋巴结。

【病理诊断】

胃肠间质瘤，梭形细胞型，肿瘤大小 8 cm×4.5 cm×3 cm，未找到核分裂象，结合临床病史，呈靶向治疗后中度反应。

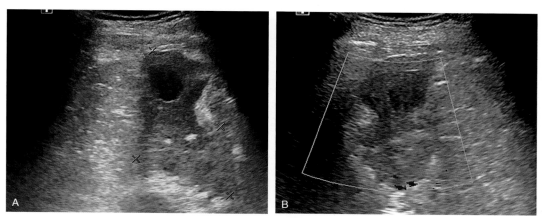

图 6-2-3　GIST 靶向治疗后超声复查

A. 胃底体壁见一囊实性团块，大小约 9.3 cm×5.7 cm，界尚清，形态不规则，内见液性区；B. 病灶实性部分可见少量点状血流信号。

【解析】

这是巨大胃肠间质瘤的病例，肿块与周围组织分界不清。超声检查时准确定位是正确定性诊断的关键。饮水或口服胃肠显像剂有助于清晰显示病灶，采用中高频探头有助于判断病灶与胃壁层次的关系，进而得到较准确的诊断。

胃肠间质瘤最大径大于 10 cm 时，无论核分裂象多少，其生物危险度分级均为高危险度。本病例肿瘤巨大，与周围组织分界不清，手术难度大，先行靶向治疗后复查超声显示病灶明显缩小，再行手术切除治疗，可较完整切除肿瘤，并且减少手术创伤及肿瘤残留或种植。

病例三

【病史】

男，65 岁，2 年前胃肠间质瘤行手术治疗，术后病理：（间质瘤）肿瘤大小 0.5 cm×0.4 cm ～ 12 cm×11 cm，细胞较丰富，中度异型，可见出血及坏死，核分裂象＞10 个 /50 HFP，高危险度；免疫组化检查 CD117（＋），CD34 灶性（＋），S-100（－），DOG-1（＋），SMA（－），Des（－），SDHB（＋）；肝脏病灶穿刺活检符合胃肠间质瘤转移。术后长期口服伊马替尼靶向治疗。发病以来，体重下降约 30 kg。个人史、家族史无特殊。

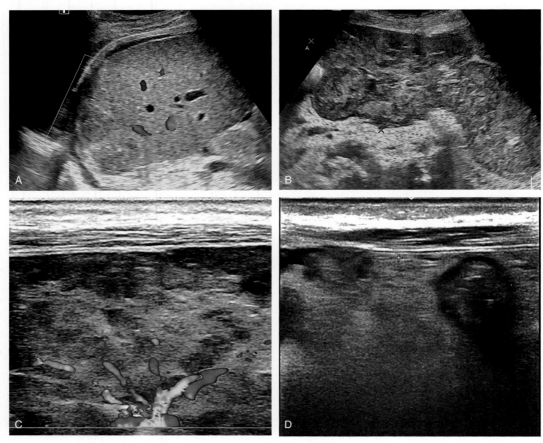

【体格检查】

上腹部见一纵行手术疤痕，长约 10 cm。腹部触及大小不等肿块，较固定，活动度差。

【实验室检查】

（1）血常规、生化全套：大致正常；

（2）肿瘤标志物：CA125 199.30U/mL。

【超声检查】

（1）腹盆腔多发低回声团块、网膜增厚，考虑 GIST 种植转移；

（2）肝多发结节，考虑转移瘤（图 6-3-1）。

图 6-3-1　GIST 术后复发转移超声检查

A.肝内多发稍低回声结节，大者约 2.9 cm×2.8 cm（右前叶），边界欠清晰，形态尚规则，未见明显血流信号；B.腹盆腔见大量低回声团块融合成片，范围约 17.5 cm×7.0 cm×12.9 cm，界尚清；C.肿块内见丰富血流信号；D.网膜增厚，约 4.4 cm，内见低回声小结节，径约 1.2 cm。

【全腹 CT 平扫 + 增强检查】

（1）肝内多发低密度灶，部分血管瘤、部分囊肿、部分转移瘤可能；

（2）大网膜、肠系膜、腹膜增厚及腹盆腔多发结节团块，考虑腹腔种植转移（图 6-3-2）。

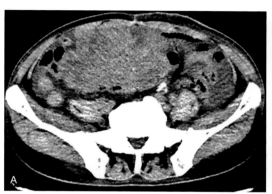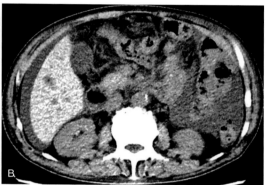

图 6-3-2　GIST 术后复发 CT 检查

A.腹盆腔多发结节及团块影，增强后可见强化；B.大网膜肠系膜增厚。

【腹部 MRI 平扫 + 增强检查】

（1）腹盆腔多发团块影，考虑转移瘤；

（2）腹膜增厚并小结节状强化，考虑转移瘤；

（3）大网膜稍增厚强化（图 6-3-3）。

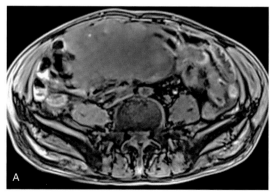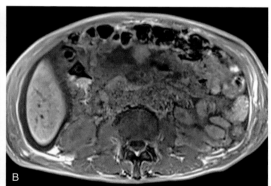

图 6-3-3　GIST 术后复发 MRI 检查

A.腹盆腔见多发团块影，病灶融合成团；B.腹膜增厚，部分呈小结节状。

【诊疗经过】

入院后完善各项检查，考虑胃肠间质瘤术后复发诊断明确，肿瘤累及范围广泛，无手术指征，行腹腔肿物穿刺活检病理学检查，继续靶向治疗。

【病理诊断】

（腹腔穿刺活检组织）镜下见梭形细胞肿瘤，结合形态、免疫组化及临床病史，符合胃肠间质瘤，梭形细胞型，计数全部视野，见核分裂象 1 个，活检标本少，不代表肿物全貌，危险度分级需术后全面分析评估。免疫组化：肿瘤细胞 CD117、CD34、DOG-1、SDHB、Vimentin 阳性，SMA 部分阳性，S-100 阴性。

【解析】

胃肠间质瘤体积较大时常为高危险度，具有恶性生物学行为，可发生腹腔种植及远处转移，如果肿瘤对伊马替尼靶向不敏感，则术后容易复发转移，预后不良。该患者两年前发现高危险度胃肠间质瘤并肝转移，术后行靶向治疗。本次入院复查超声，显示肝脏、腹盆腔、网膜大量结节，考虑复发转移。

在超声引导下行肝脏或腹盆腔肿块穿刺活检病理检查，可判断胃肠间质瘤是否复发转移，但由于活检组织样本较小，不能代表肿瘤全貌，无法进行准确生物危险度分级。

病例四

【病史】

女，47 岁，9 天前排黑便，偶伴中上腹针刺样疼痛。查胃镜提示十二指肠降部溃疡、十二指肠降部黏膜下肿物。既往史、个人史、家族史无特殊。

【体格检查】

右中腹触及一大小约 12 cm×7 cm 肿物，边界光滑，质韧，无压痛、反跳痛。

【实验室检查】

（1）血常规：血红蛋白 95.0 g/L；

（2）血生化检查、肿瘤标志物：大致正常。

【超声检查】

右中上腹囊实性团块，考虑胃肠间质瘤（图 6-4-1）。

【CT 检查】

中腹部腹腔内囊实性占位，建议进一步检查（图 6-4-2）。

【MRI 检查】

考虑类癌或间质瘤（图 6-4-3）。

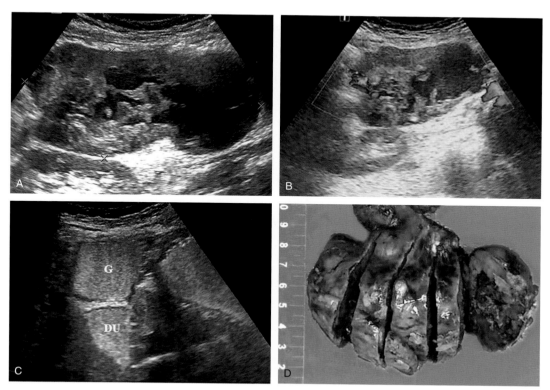

DU：十二指肠；G：胃。

图 6-4-1　十二指肠外生性 GIST 超声检查

　　A. 右中上腹囊实性团块，大小约 12.3 cm×5.8 cm，界尚清，形态欠规则，内部可见多发不规则液性区；B. 实性区域可见少量血流信号；C. 口服有回声显像剂，胃窦及十二指肠球部形态尚正常，降部显示不佳；D. 术后大体标本。

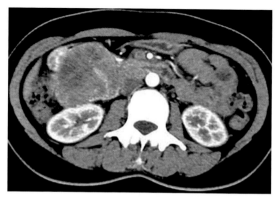

图 6-4-2　十二指肠外生性 GIST CT 检查

　　中腹部腹腔内见一囊实性占位，边界欠清，内见少许点状钙化影，与胰头部及十二指肠分界不清，增强扫描实性成分明显强化。

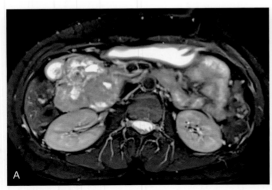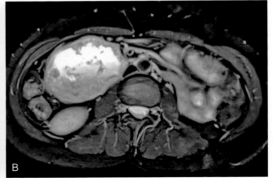

图 6-4-3 十二指肠外生性 GIST MRI 检查

A、B. 中腹部近十二指肠乳头段异常信号，呈混杂长 T1 长 T2 信号，内见大片坏死囊变区域。

【诊疗经过】

入院后完善各项检查，无明显手术禁忌证，予行腹腔镜辅助下十二指肠水平部、升部＋部分降部切除术＋空肠造瘘＋十二指肠降段空肠吻合术。术中于十二指肠水平部见一质硬肿瘤，大小约 8 cm×6 cm×4 cm，表面光滑，界清，向下生长至右腹膜后。

【病理诊断】

胃肠间质瘤，大小约 11.0 cm×8.0 cm×5.5 cm，高危险度，伴出血及坏死，肿瘤主体位于肌层，核分裂象 1 个 / HPF，淋巴结未见转移瘤。

【解析】

这是十二指肠水平部外生性间质瘤病例，肿瘤体积巨大，与周围组织脏器分界不清，术前超声考虑为胃肠间质瘤，但未能准确定位。该病灶声像表现呈典型的胃肠间质瘤改变，但来源定位比较困难，通过口服有回声显像剂排除胃来源，十二指肠球部、降部上段也未见肿瘤，但降部下段及水平部充盈不佳，且肿瘤呈外生性生长，定位诊断困难。患者有黑便病史，排除了胃来源间质瘤，应首先考虑为小肠来源，其中十二指肠是小肠间质瘤发病率较高的部位。

病例五

【病史】

男，67 岁，2 年前在外院诊断"十二指肠间质瘤"，不规律服用伊马替尼治疗，腹痛 1 个月。个人史、家族史等无特殊。

【体格检查】

未见明显异常。

【实验室检查】

生化全套、CRP、肿瘤标志物：大致正常。

【超声检查】

小肠壁多发肿块，考虑神经内分泌肿瘤或间质瘤（图 6-5-1）。

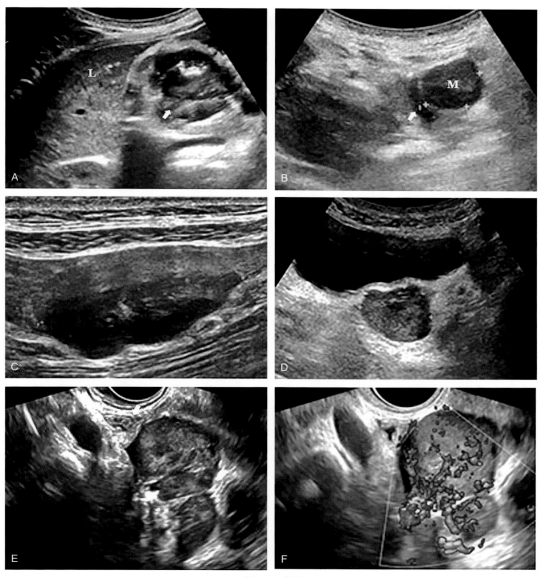

L：肝；M：肿块。

图 6-5-1　小肠多发间质瘤超声检查

A. 十二指肠降部低回声不均结节（箭头），大小约 3.5 cm × 2.8 cm，界尚清，中央可见强回声；B. 十二指肠降部（箭头）外生性结节；C. 左侧腹小肠壁低回声结节；D. 膀胱后方小肠壁结节；E. 经直肠腔内超声显示盆腔小肠壁（箭头）外生性低回声肿块；F. 血流信号较丰富。

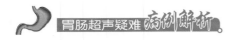

【CT 肠系膜静脉造影 】

十二指肠降部内缘、右下腹小肠壁肿块，考虑间质瘤（图 6-5-2 ）。

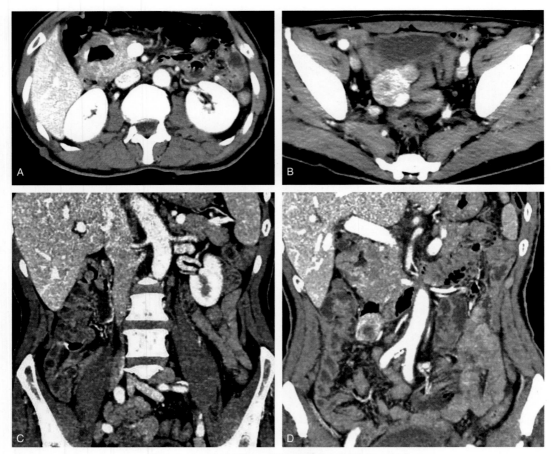

图 6-5-2 十二指肠、腹盆腔多发间质瘤 CT 检查

　　A.CT 平扫横断位示十二指肠降部一密度不均肿块，界欠清，增强可见明显不均强化；B. 右下腹盆腔小肠软组织密度肿块，增强见明显不均匀强化；C、D. 增强扫描冠状位重建示十二指肠降部、右下腹小肠壁多发强化结节及团块影。

【上腹 MR 平扫 + 增强检查 】

考虑间质瘤可能，神经源性肿瘤待排除（图 6-5-3 ）。

【内镜检查 】

十二指肠球降交界溃疡，降部隆起性质待查（图 6-5-4 ）。

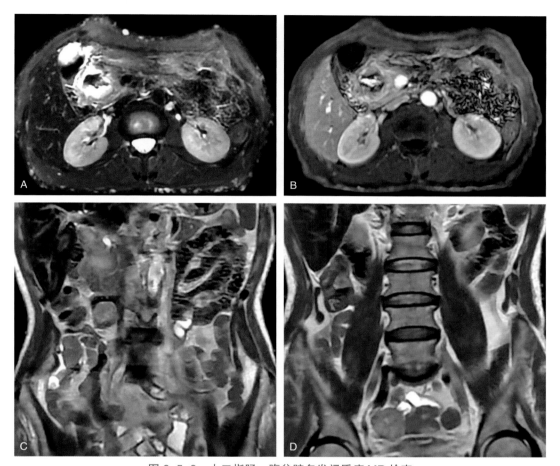

图 6-5-3 十二指肠、腹盆腔多发间质瘤 MR 检查

A.T2WI 序列示十二指肠降部高信号影；B. 增强后病灶可见不均匀强化；C. 右侧腹小肠结节；D. 盆腔结节。

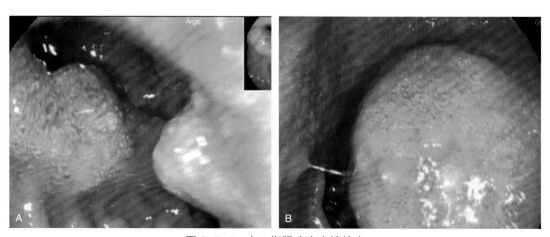

图 6-5-4 十二指肠病变内镜检查

A. 十二指肠球降部溃疡；B. 十二指肠降部隆起。

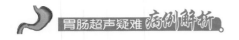

【诊疗经过】

入院后完善各项检查，考虑患者十二指肠、腹盆腔多发间质瘤，病灶多以及位置特殊，手术风险很高且可能无法根治性切除，继续口服格列卫靶向治疗。

【解析】

该患者2年前在外院诊断为十二指肠间质瘤，具体不详。本次入院后超声检查发现小肠多发占位，十二指肠降部结节体积稍大，呈囊实性，与十二指肠腔相通，水平部及其余小肠占位呈较均匀低回声，经直肠腔内超声检查显示肿瘤血供丰富，考虑为神经内分泌肿瘤或间质瘤。

高分化胃肠神经内分泌肿瘤病灶多呈较均匀低回声，血供较丰富，与间质瘤鉴别有一定困难。以下几点有助于鉴别诊断：①原发性胃肠间质瘤多为单发病灶，多发者常见于复发转移病例，而胃肠神经内分泌肿瘤可呈多发；②胃肠间质瘤体积较大时常发生出血囊性变，而神经内分泌肿瘤常呈较均匀低回声，体积较大者常为神经内分泌癌；③胃肠间质瘤多起源于固有肌层，而神经内分泌肿瘤多起源于黏膜层或黏膜下层。由于该患者病灶多发，临床考虑手术较困难，结合既往病史，考虑为胃肠间质瘤，继续靶向治疗。

病例六

【病史】

女，64岁，3天前不慎跌落后出现上腹阵发性闷痛，伴发热、畏冷、寒战、咳嗽、气促，1天前腹痛加剧，波及全腹，呈持续性绞痛，不能忍受，急诊我院查全腹CT提示肝多发低密度灶，盆腔内占位。平素体健，既往史无特殊。

【体格检查】

全腹肌紧张，压痛明显，上腹部尤甚，反跳痛，左侧附件区扣及一10 cm×10 cm肿物，质中，光滑，界清，活动度差，压痛明显。

【实验室检查】

（1）血常规：白细胞计数 12.63×10^9/L，中性粒细胞86.60%；

（2）超敏C反应蛋白：258.0 mg/L；

（3）肿瘤标志物（CA125+HE4+AFP+CEA+CA199）：大致正常。

【超声检查】

（1）左下腹低回声团块，考虑恶性肿瘤，卵巢来源可能；

（2）肝多发低回声不均结节，转移瘤待排除（图6-6-1）。

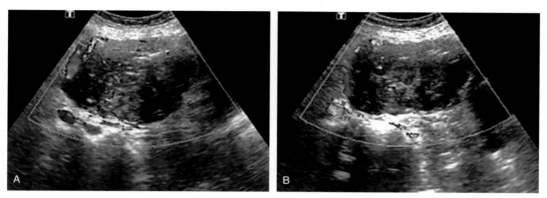

图 6-6-1　结肠 GIST 超声检查

A、B. 左下腹低回声团块，大小约 11.9 cm×7.8 cm，界清，形态尚规则，病灶内见较丰富血流信号。

【全腹 CT 平扫检查 】

（1）盆腔占位，考虑左卵巢来源；

（2）左肝外叶占位，考虑肝脓肿；

（3）肝多发结节，建议进一步检查（图6-6-2）。

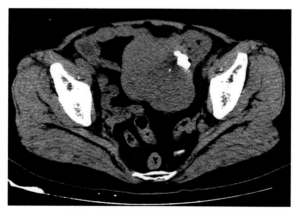

图 6-6-2　结肠 GIST CT 检查

【腹部 MRI 平扫 + 增强检查 】

（1）盆腔巨大占位，考虑恶性肿瘤可能性大，左卵巢来源可能；

（2）肝多发占位，考虑脓肿可能性大，转移瘤待除（图6-6-3）。

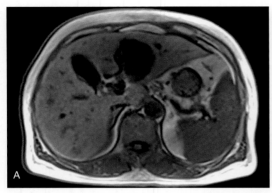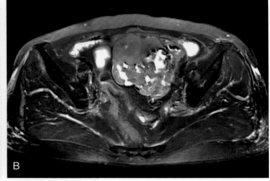

图 6-6-3 结肠 GIST MRI 检查

A.肝多发结节、团块状信号，大者位于左肝外叶，T1WI 低信号；B.盆腔巨大软组织占位，边界尚清，呈不均匀显著强化。

【肠镜检查】

降结肠瘘性质待定。

【诊疗经过】

患者左肝肿块快速增大，入院后首次 MRI 检查大小为 6.2 cm×3.8 cm，一周后复查为 10.1 cm×5.0 cm，结合病史考虑肝脓肿，在超声引导下行穿刺置管引流术，抽出脓性液体。

患者病情稳定后行剖腹探查＋降结肠肿瘤切除术、肠吻合术＋回肠隐性造口术。术中见腹腔无渗液，右肝表面未触及明显结节，左上腹大网膜粘连，胆囊、脾脏、胃部、小肠及网膜未及明显肿物，左侧腹触及一肿物，将其向内侧经切口翻出，大小约 12 cm×10 cm×8 cm，来源于降结肠中部内侧，呈外生性生长，肉眼观包膜完整，血供丰富，未累及周围组织，余结肠未探及明显异常。

【病理诊断】

（结肠肿物）胃肠道间质瘤伴坏死及囊性变，大小约 10.5 cm×9.5 cm×8.0 cm，梭形细胞型，高危险度，肿瘤主体位于肠肌壁间，核分裂象 1 个 / 50 HPF。

【解析】

患者以腹痛伴发热入院，有跌落外伤史，血白细胞计数、中性粒细胞百分比及超敏 C 反应蛋白升高，全腹肌紧张，压痛反跳痛，左侧附件区扣及肿物，影像学检查发现左肝及左下腹占位。患者左肝占位短时间内快速增大，经穿刺引流证实为脓肿，故本次腹痛发热与左下腹肿瘤无直接关系。

患者为老年女性，卵巢萎缩，经腹部超声多难以显示。患者肿块巨大，血供丰富，

术前影像学检查均误诊为左卵巢肿瘤。卵巢恶性肿瘤分为上皮性肿瘤、生殖细胞肿瘤、性索间质肿瘤和转移性肿瘤，其中上皮性恶性肿瘤占 70%，80% 患者 CA125 升高，卵巢浆液性腺癌占上皮癌 70%，以囊性为主，单房性多见，乳头状生长较多，常伴有腹盆腔积液，与本例声像表现不符。

本例结肠间质瘤呈外生性，肠镜检查显示降结肠有瘘口，局部黏膜呈隆起性改变，符合间质瘤伴表面破溃的表现。常规超声有时难以准确定位胃外间质瘤的起源，尤其是病灶较大时。对于怀疑结肠占位时，可通过肛门灌注有回声显像剂，可较清晰显示肿块与肠壁关系，有助于提高诊断准确性。

病例七

【病史】

男，57 岁，1 年前出现排尿困难，无血尿、尿频、尿急、尿痛等不适，1 个月前出现肛门下坠感。就诊外院查肠镜提示近肛缘处可见外压改变，表面黏膜尚光滑，局部可见一处溃疡。既往史、家族史无特殊。

【体格检查】

直肠指诊：肛门括约肌紧张度正常，距肛缘 4 cm 的直肠右前壁触及一壁外肿物，表面光滑，质硬，较固定，呈分叶状，指套退出染血。

【超声检查】

直肠壁低回声团块，考虑间质瘤（图 6-7-1）。

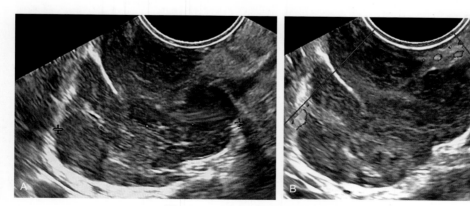

图 6-7-1 直肠间质瘤靶向治疗前超声检查
A. 距肛缘 3 cm 处直肠壁见一低回声结节，大小约 4.0 cm×2.4 cm×4.0 cm，界尚清，形态欠规则，呈分叶状；B. 病灶内未见明显血流信号。

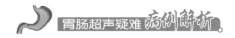

【MRI检查】

考虑间质瘤（图6-7-2）。

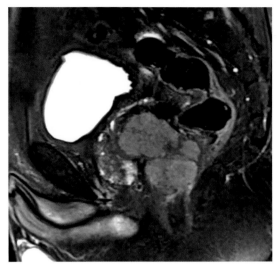

图6-7-2 直肠GIST靶向治疗前MRI检查

距肛缘3.1 cm处直肠壁结节状增厚，病变累及腹膜反折，累及右侧肛提肌及肛管，累及右侧精囊腺及前列腺。

【诊疗经过】

入院后经穿刺活检病理证实为胃肠道间质瘤，靶向治疗半年后复查经直肠腔内超声，肿瘤较前略缩小，予手术切除（图6-7-3，图6-7-4）。

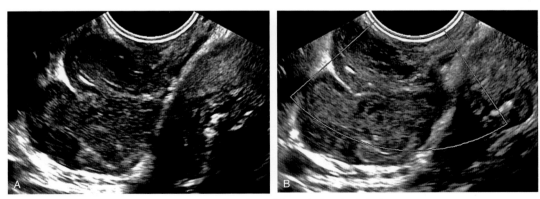

图6-7-3 直肠间质瘤靶向治疗后超声复查

A. 直肠壁肌层低回声团块，大小约3.6 cm×2.8 cm×3.2 cm，呈大分叶状；B. 病灶内见少量点状血流信号。

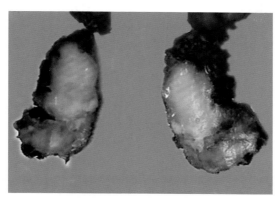

图 6-7-4　术后大体标本

【病理诊断】

直肠间质瘤，大小约 4.7 cm × 2.5 cm × 2.5 cm，核分裂象 < 1 个 /50 HPF，肿瘤主体位于肌壁间及肌壁外，肿瘤大部分区域呈玻璃样变性，符合治疗后改变（中度效应）。

【解析】

患者行经直肠腔内超声检查，显示直肠壁低回声结节，体积较大，边界尚清晰，考虑为间质瘤。本病例应与直肠癌鉴别，直肠癌起源于黏膜层，向肠壁纵深浸润性生长，边界不清，血供丰富，肠周常见淋巴结转移。

患者直肠间质瘤体积较大，与周围组织器官分界欠清晰，先行靶向治疗，半年后复查肿瘤体积有所缩小，行经肛门直肠间质瘤局部切除术，术后病理镜下见肿瘤大部分区域呈玻璃样变性，为间质瘤靶向治疗后改变。

间质瘤靶向治疗的疗效以轻微效应、低度效应、中度效应和高度效应表示。靶向治疗后病理镜下可见肿瘤坏死和（或）囊性变，部分病例细胞密度明显降低，间质伴广泛胶原化，可伴有多少不等的炎性细胞浸润和组织细胞反应，后期发生纤维增生、玻璃样变性。超声可随访间质瘤治疗后肿瘤大小及血供变化情况，超声造影可提示肿瘤坏死情况，是间质瘤靶向治疗随访的有效手段。

病例八

【病史】

男，58 岁，10 余天前无意间发现左上腹肿块，约巴掌大小，伴腹胀。既往史、家族史无特殊。

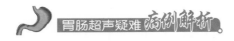

【体格检查】

左上腹部触及大小约 10 cm×9 cm 肿块，界限清楚，质较韧，活动度差，轻压痛。

【实验室检查】

生化全套、肿瘤标志物：大致正常。

【超声检查】

考虑胃肠间质瘤，胰腺囊腺癌待排除（图 6-8-1）。

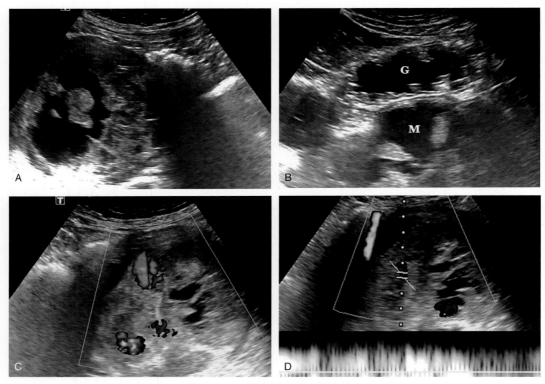

图 6-8-1　腹膜后 GIST 超声检查

　　A. 左上腹囊实性团块，大小约 12.2 cm×9.7 cm，局部界欠清，形态尚规则；B. 病灶（M）似起源于胃体（G）后壁固有肌层；C. 病灶内见较丰富血流信号；D. 病灶内探及静脉型血流频谱。

【MRI 检查】

左上腹囊实性团块，考虑胰腺黏液性囊性肿瘤，胃肠道间质瘤待排除（图 6-8-2）。

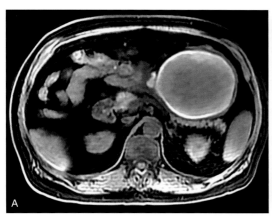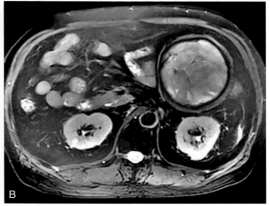

图 6-8-2 腹膜后 GIST MRI 检查

A.T1WI 脂肪抑制序列示左上腹腔内胰腺前方见一类圆形囊性为主囊实混合肿块，呈等稍高信号；B. T2WI 序列示病灶呈高低混杂信号。

【诊疗经过】

入院后完善各项检查，无明显手术禁忌证，予行腹腔镜下左腹膜后巨大肿物切除术，术中于胰体下缘、横结肠系膜后方见一囊性肿物，大小约 12 cm×10 cm，边界尚清楚，壁厚约 0.3 cm，囊内含坏死组织及褐色液体，量约 1200 mL（图 6-8-3）。

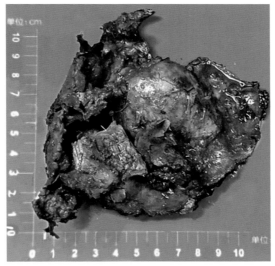

图 6-8-3 术后大体标本

【病理诊断】

左上腹膜后胃肠间质瘤，大小约 15 cm×11 cm×3 cm，高危险度，核分裂象 11

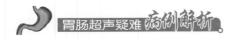
个 /50 HPF，呈上皮细胞型，伴出血、坏死、囊性变及纤维化。

【解析】

这是腹膜后胃肠间质瘤病例，体积巨大，向前压迫胃体，与胰腺分界欠清，超声检查显示肿瘤呈囊实性，与胃壁关系不明确，首先考虑为间质瘤，但错误定位于胃来源；而 MRI 首先考虑为胰腺黏液性肿瘤。胰腺黏液性囊性肿瘤发病率较低，多为外生性，以囊性为主，可见分隔带回声，当囊壁增厚，出现乳头样结节或实性成分明显增多时，恶性概率增高。

（郭晶晶　罗晓雯　林伟伟）

第七章

胃肠淋巴瘤

病例一

【病史】

男，42岁，反复上腹闷痛伴呕吐、黑便3周。

【体格检查】

未见明显阳性体征。

【实验室检查】

（1）血肿瘤标志物：CA125 243.8 U/mL；

（2）血常规：血红蛋白 81 g/L；

（3）粪便潜血试验：阳性。

【超声检查】

（1）胃体胃窦部壁弥漫性增厚，考虑恶性肿瘤，淋巴瘤待排除；

（2）胃周淋巴结肿大；

（3）胃周网膜组织水肿增厚；

（4）腹盆腔中等量积液（图7-1-1）。

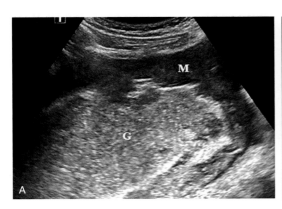
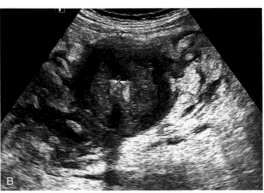

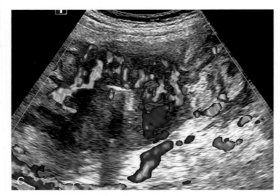

G：胃腔；M：肿块。

图 7-1-1　胃淋巴瘤超声检查

A. 长轴面显示胃体胃窦壁弥漫性增厚，最厚处约 3.0 cm，回声减低，层次不清，黏膜面不平；B. 短轴面显示病灶突破浆膜层，胃腔狭窄；C. 病灶血供丰富。

【CT 检查】

（1）胃体胃窦壁弥漫性增厚，考虑恶性肿瘤；

（2）大网膜增厚伴多发小结节，考虑转移；

（3）腹腔及腹膜后多发轻度肿大淋巴结；

（4）腹盆腔少量积液（图 7-1-2）。

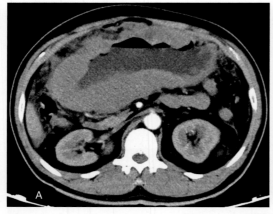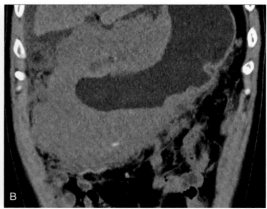

图 7-1-2　胃淋巴瘤 CT 增强检查

A、B. 横断位及冠状位示胃体、胃窦部壁明显增厚，可见软组织肿块影，增强扫描可见轻度强化，病灶突破浆膜面。

【PET-CT 检查】

DLBCL 显像，胃浸润，腹膜浸润，全身多部位淋巴结浸润（多维尔评分 5 分）（图 7-1-3）。

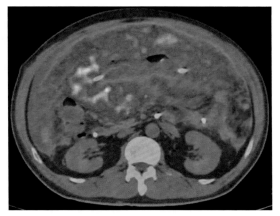

图 7-1-3　胃淋巴瘤 PET-CT 检查

胃壁弥漫性增厚，呈弥漫性高代谢，SUVmax 约 11.9，胃腔狭窄；腹盆腔腹膜组织弥漫性增厚；腹腔、腹膜后大血管旁、膈肌食管裂孔旁、纵隔、双侧内乳区见多发高代谢淋巴结影。

【胃镜检查】

胃非霍奇金淋巴瘤（图 7-1-4）。

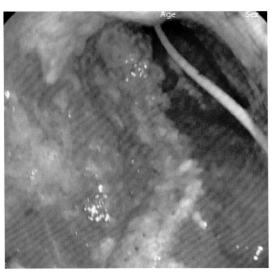

图 7-1-4　胃淋巴瘤胃镜检查

胃窦至胃角、胃体下部黏膜弥漫增厚僵硬，表面粗糙不平，局部可见溃疡，被秽苔。

【诊疗经过】

入院后完善相关检查，胃镜活检病理诊断弥漫性大 B 细胞淋巴瘤，予 "R-CHOP" 方案化疗。

【解析】

这是典型的胃淋巴瘤病例，患者胃壁弥漫性增厚、层次消失，呈低回声，突破浆膜层，胃腔狭窄，血供丰富，胃周多发淋巴结肿大，超声检查考虑为恶性肿瘤，淋巴瘤待排除。PET-CT 全身显像显示胃浸润、腹膜浸润、腹腔、纵隔、内乳区多发高代谢淋巴结影。内镜活检病理检查证实为非霍奇金淋巴瘤，予行化疗。

病例二

【病史】

女，46 岁，反复上腹闷痛一个月，进食后缓解。1 周前外院胃镜提示胃体大弯侧下段近胃窦浸润性病变，局部溃疡灶形成，病理活检倾向淋巴瘤。4 个月前因右乳浸润性腺癌行根治性右乳腺切除术。个人史、家族史无特殊。

【体格检查】

腹部未见明显异常。

【超声检查】

胃壁增厚，考虑恶性肿瘤（图 7-2-1）。

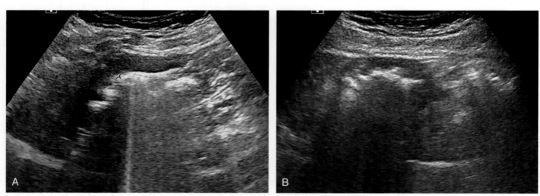

图 7-2-1　胃淋巴瘤超声检查

A、B. 胃腔不充盈，胃体部片状增厚，最厚处约 1.4 cm，长约 8.5 cm，浆膜层毛糙。

【CT 检查】

考虑胃恶性肿瘤（图 7-2-2）。

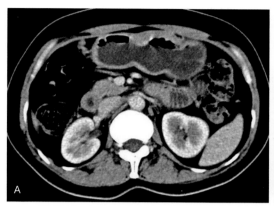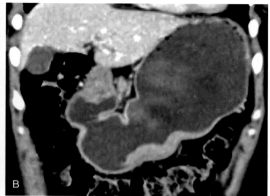

图 7-2-2　胃非霍奇金淋巴瘤 CT 检查

A、B.横断位及冠状位示胃大弯侧胃壁局部增厚，增强扫描可见强化。

【诊疗经过】

患者外院胃活检组织经我院病理会诊，考虑黏膜相关淋巴组织结外边缘区淋巴瘤。患者及家属拒绝治疗，自行出院。

【解析】

黏膜相关淋巴组织（mucosa associated lymphoid tissue，MALT）淋巴瘤约占非霍奇金淋巴瘤的 8%，是一种具有独特病因、病理和临床预后特征的低度恶性淋巴瘤，其中胃 MALT 淋巴瘤约占 50%。原发性胃 MALT 淋巴瘤幽门螺杆菌 Hp 感染率非常高，Hp 感染可导致慢性胃炎、消化性溃疡，激活大量炎症性 T 细胞，使 B 细胞增殖，形成类似 MALT 的淋巴组织，最终导致淋巴瘤的发生。清除 Hp 后，部分早期胃 MALT 淋巴瘤可获得缓解。

胃肠超声检查可显示胃肠壁层次结构及胃周淋巴结情况，可重复检查，是胃 MALT 淋巴瘤治疗随访的重要影像学手段。

病例三

【病史】

男，42 岁，反复中上腹胀痛 2 个月余，呈间歇性痛，与进食及体位无明显关系。既往史、个人史及家族史无特殊。

【体格检查】

腹部未见明显异常。

【实验室检查】

肿瘤标志物：CA72-4 10.22 U/mL。

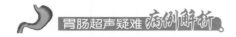

【超声检查】

（1）十二指肠壁不规则增厚，考虑恶性肿瘤，累及胰头部；

（2）上腹部淋巴结肿大（图 7-3-1）。

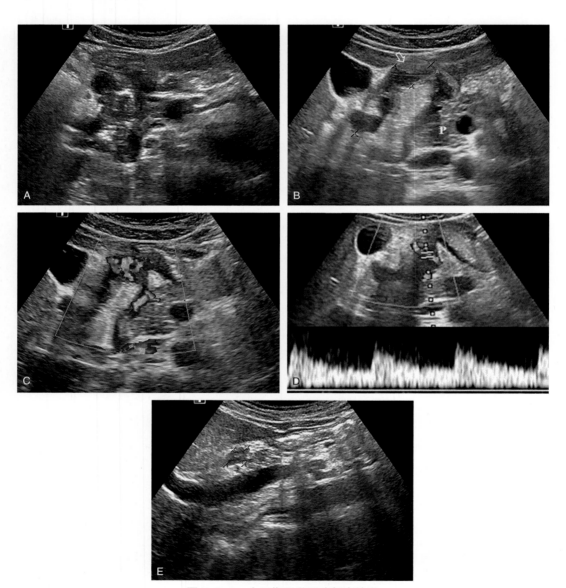

图 7-3-1　十二指肠淋巴瘤超声检查

A. 右上腹见一低回声不均团块，形态不规则，边界不清；B. 口服有回声显像剂后，肿块中间出现造影剂，十二指肠壁不均匀性增厚（箭头），长约 6.1 cm，厚约 1.6 cm，局部与胰头（P）分界不清；C.CDFI 显示肿块丰富血流信号；D.PW 测及动脉血流；E. 上腹部低回声结节，约 1.6 cm×1.0 cm，界清。

【CT 全腹平扫 + 增强检查】

考虑十二指肠恶性肿瘤，伴周围多发肿大淋巴结（图 7-3-2）。

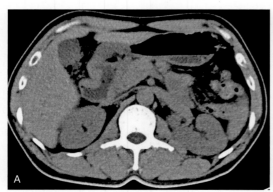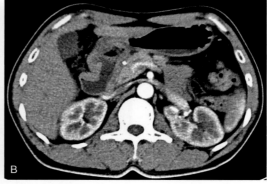

图 7-3-2　十二指肠非霍奇金淋巴瘤 CT 检查

A. 平扫显示十二指肠球部及降部管壁增厚；B. 增厚肠壁明显强化。

【PET-CT 全身显像】

十二指肠球部 – 降部上段肠壁淋巴瘤显像，十二指肠球部 – 降部上段浸润灶（多维尔评分为 5 分）（图 7-3-3）。

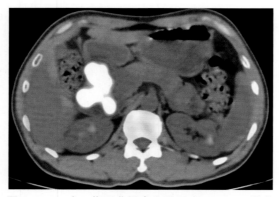

图 7-3-3　十二指肠非霍奇金淋巴瘤 PET-CT 检查

【胃镜检查】

十二指肠球部 – 降部非霍奇金淋巴瘤（图 7-3-4）。

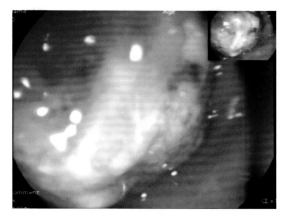

图 7-3-4　十二指肠非霍奇金淋巴瘤胃镜检查

【病理检查】

胃镜送检组织病理：（球部）非霍奇金淋巴瘤，弥漫大 B 细胞淋巴瘤，结合免疫组化表型，呈非生发中心 B 细胞样。

【随访】

患者为肿瘤局部晚期，行 R-CHOP 方案化疗。

【解析】

患者行超声检查发现上腹部低回声团块，形态不规则，边界不清，难以准确定位。通过口服有回声显像剂后，超声显示有回声显像剂经肿块中央流过，十二指肠球部 – 降部壁不规则增厚，并且肠壁具有可扩张性，血供较丰富，符合十二指肠淋巴瘤超声表现。本病应与十二指肠癌鉴别，后者亦表现为肠壁不规则增厚，但扩张性差，常表现为肠腔狭窄，这是主要鉴别点之一。

病例四

【病史】

男，71 岁，脐周阵发性绞痛 6 个月余，加重 4 天，伴食欲下降，呕吐。发病以来体重下降约 10 kg。既往史、个人史及家族史无特殊。

【体格检查】

查体未见异常。

【实验室检查】

血常规、生化全套、肿瘤标志物：大致正常。

【超声检查】

（1）空肠壁增厚，考虑恶性肿瘤；

（2）脾多发低回声结节，考虑转移瘤；

（3）右侧肾上腺区低回声结节（图 7-4-1）。

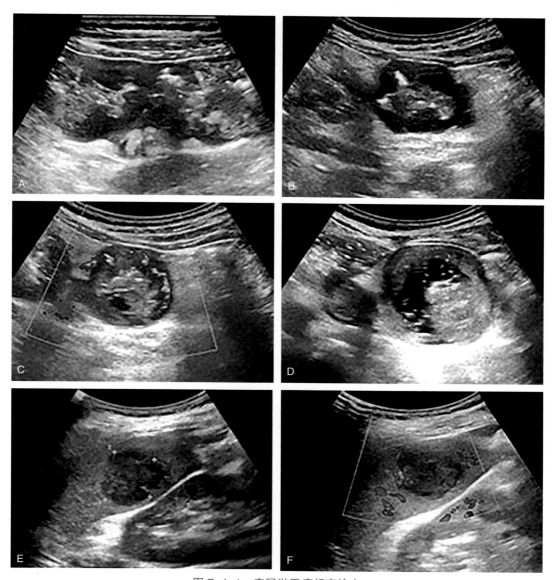

图 7-4-1　空肠淋巴瘤超声检查

　　A. 肠管长轴切面显示左上腹空肠壁不规则增厚，长约4.8 cm，厚约1.4 cm，局部累及浆膜层；B. 短轴切面显示肠腔狭窄；C. 增厚肠壁血供丰富；D. 上方肠管扩张，最宽处约3.4 cm；E. 脾脏多发低回声结节，大者约3.1 cm×2.8 cm，界清，形态欠规则；F. 结节周边可见较丰富血流信号。

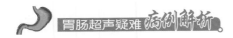

【数字胃肠造影】

十二指肠造影剂通过顺畅，空肠上段见局部管腔狭窄，黏膜消失，请结合临床（图7-4-2）。

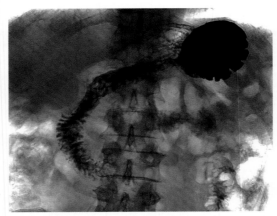

图7-4-2 空肠淋巴瘤X线造影

【CT肠系膜静脉造影】

（1）小肠壁增厚、脾内低密度影，考虑恶性肿瘤；

（2）右侧肾上腺占位（图7-4-3）。

【MR上腹部平扫+增强检查】

（1）考虑空肠恶性肿瘤，脾转移；

（2）右肾上腺结节，考虑转移瘤或腺瘤（图7-4-4）。

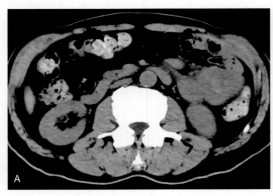
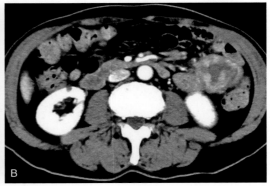

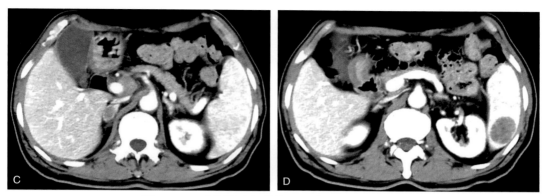

图 7-4-3　空肠及脾侵袭性 B 细胞淋巴瘤 CT 检查

A.CT 平扫显示左上腹小肠管壁增厚；B. 增强扫查增厚肠壁不均匀强化；C. 右肾上腺结节影，轻度强化；D. 脾低密度结节，轻度强化。

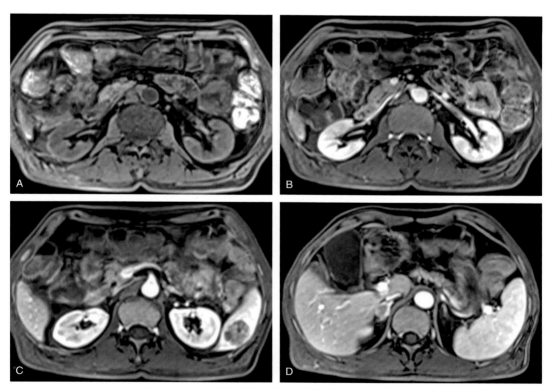

图 7-4-4　空肠及脾侵袭性 B 细胞淋巴瘤 MR 检查

A. T1WI 序列显示左肾前旁空肠壁增厚，呈低信号；B. T1WI 增强序列显示增厚肠壁不均匀强化；C. T1WI 增强序列显示脾内占位呈轻度强化；D. T1WI 增强序列显示右侧肾上腺结节。

【诊疗经过】

入院后完善各项检查，无明显手术禁忌证，予行腹腔镜下脾切除＋部分空肠切除术。术中见距离屈氏韧带 20 cm 处空肠可见环形狭窄，长约 4 cm，质硬，侵及降结肠系膜，未累及系膜血管及结肠，脾大小约 15 cm×10 cm×5 cm，中下部触及质硬肿物，大小约 3.5 cm×3 cm×3 cm。

【病理诊断】

（部分空肠）（脾）侵袭性 B 细胞淋巴瘤，浸润空肠肠壁全层。

【解析】

患者为老年男性，腹痛伴体重下降半年就诊，超声检查显示空肠壁增厚，脾脏及右肾上腺结节，考虑为空肠恶性肿瘤并转移。由于胃肠镜无法对空肠占位进行活检，并且脾脏活检容易发生出血等并发症，故临床采取手术切除，术后病理诊断为侵袭性 B 细胞淋巴瘤。

侵袭性 B 细胞淋巴瘤是一组恶性程度较高的淋巴瘤，临床进展迅速，可侵犯全身多个器官和部位，预后较差。本病例应注意与空肠癌鉴别，以下几点更支持淋巴瘤诊断：①肠癌多位于结直肠，而小肠癌大多位于十二指肠降部，空回肠癌较为少见；②小肠癌主要通过门静脉发生肝脏转移，转移到脾脏较为少见；③小肠癌常出现肿瘤标志物如 CEA、CA199 升高。

病例五

【病史】

女，15 岁，腰痛 10 天伴双下肢麻木 5 天。就诊当地医院，查 CT 提示盆腔占位，考虑附件来源恶性肿瘤，骶 2 椎体骨质破坏，考虑转移瘤；CT 引导下骶骨病灶穿刺活检，提示 B 细胞母淋巴瘤可能。既往史、个人史、家族史无特殊。

【体格检查】

轻度贫血面容，眼部充血，腹部未见明显阳性体征。

【实验室检查】

血常规：白细胞 6.3×10^9/L，中性粒细胞绝对数 3.64×10^9/L，血红蛋白 104 g/L；

肿瘤标志物：CA125 60.2 U/mL，余未见异常；

血生化全套：大致正常；

骨髓穿刺（入院后检查）：增生活跃（45%），粒红比例大致正常，中幼以下阶段为主；巨核细胞不少，分叶核；淋巴细胞、浆细胞、组织细胞散在；MF-0～1级；送检骨髓未见肿瘤，活检组织不能反映病变全貌，请结合临床其他检查整合诊断。

【超声检查】

（1）胃壁局限性增厚，考虑恶性肿瘤；

（2）双侧附件区囊实性团块，考虑卵巢转移；

（3）上腹部淋巴结肿大（图 7-5-1）。

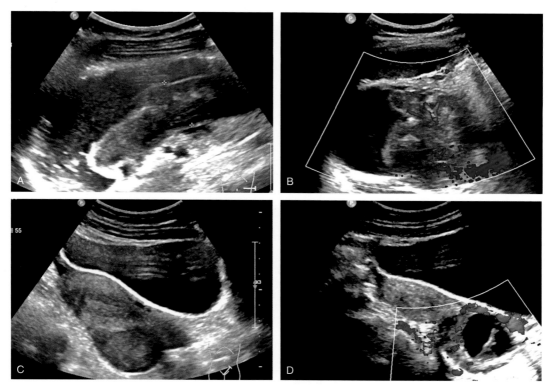

图 7-5-1　腹部淋巴瘤超声检查

　　A. 胃底及高位胃体壁增厚，长约 11.8 cm，厚约 4.3 cm，层次不清；B. 胃病灶可见较丰富血流信号；C. 左侧附件区见一囊实性团块，大小约 5.2 cm×2.5 cm，界清，形态规则；D. 右侧附件区囊实性团块可见较丰富血流信号。

【CT 检查】

（1）胃体胃壁增厚，请结合临床；

（2）腹腔及腹膜后多发小 - 轻度肿大淋巴结可能（图 7-5-2）。

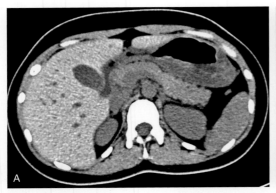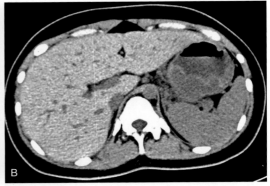

图 7-5-2　CT 检查

A. 胃体胃壁增厚，最厚处约 1.5 cm；B. 腹腔淋巴结肿大。

【诊疗经过】

入院后完善相关检查，根据外院骨髓穿刺结果，临床诊断为"B 淋巴母细胞性白血病 / 淋巴瘤"，予以化疗。

【解析】

患者为青年女性，腰痛伴双下肢麻木就诊，入院后行超声检查时发现，胃底胃体壁增厚，范围较大，胃周多发淋巴结肿大，双侧卵巢增大，血供丰富，考虑为胃恶性肿瘤，伴胃周淋巴结转移、双侧卵巢转移。患者入院前在外院行 CT 引导下骶骨病灶穿刺活检，诊断为 B 淋巴母细胞性白血病 / 淋巴瘤。

胃癌多见于中老年人，超声多表现为胃壁增厚，可出现溃疡坏死，肿瘤呈浸润性生长，边界多不清楚，可出现胃周及腹膜后淋巴结转移。当肿瘤穿透胃壁浆膜层后，可种植到卵巢。胃癌也可通过血行转移到机体远处脏器，如肝、肺、骨骼等部位。胃淋巴瘤亦多见于中老年男性，病变范围多较为广泛，表现为胃壁增厚，与胃长轴一致，病灶回声较低，较为均匀，血供较为丰富。

B 淋巴母细胞性白血病 / 淋巴瘤为前体 B 细胞淋巴瘤的一种，属于非霍奇金淋巴瘤，具有高度侵袭性。非霍奇金淋巴瘤几乎可以累及机体任何器官而出现相应症状，如胃黏膜相关淋巴组织淋巴瘤或弥漫大 B 细胞淋巴瘤，患者出现恶心、上腹痛等症状，也可累及生殖器官、骨髓等部位。该患者淋巴瘤累及淋巴结、胃、卵巢、骨骼等多部位，B 淋巴母细胞性白血病 / 淋巴瘤诊断明确，未再行内镜等检查，经化疗后病情好转。

（陈志奎　钱清富）

第八章

胃肠神经内分泌肿瘤

病例一

【病史】

女，56岁，反复上腹闷痛1个月。既往史、个人史、家族史无特殊。

【体格检查】

上腹部轻压痛，无反跳痛，全腹未触及肿物。

【实验室检查】

血常规、血生化全套、肿瘤标志物 AFP+CA199+CA125+CEA：大致正常。

【超声检查】

（1）胃小弯壁增厚，考虑胃癌；

（2）胃周淋巴结肿大（图8-1-1）。

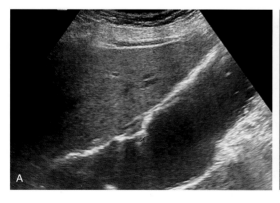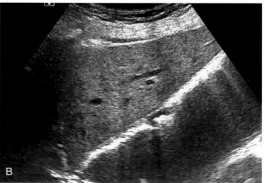

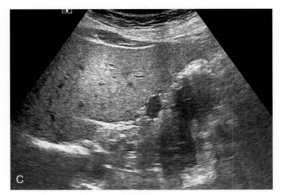

图 8-1-1　胃神经内分泌肿瘤超声检查

　　A.胃小弯局限性增厚，范围约 2.0 cm×0.9 cm；B.病灶表面溃疡凹陷，累及固有肌层；C.胃周见数个低回声结节，大者约 1.6 cm×1.3 cm（小弯侧），界清。

【CT 检查】

胃壁增厚，性质待定（图 8-1-2）。

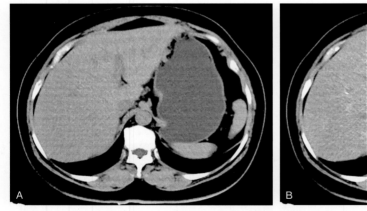
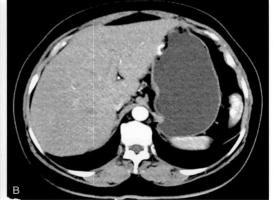

图 8-1-2　胃神经内分泌瘤 CT 检查

A.平扫胃体小弯侧局部胃壁稍增厚，密度尚均匀；B.增强扫描动脉期病灶可见强化。

【MRI 检查】

胃壁增厚，恶性不能排除（图 8-1-3）。

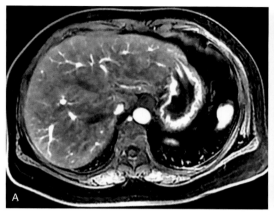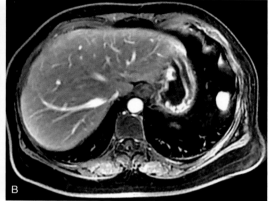

图 8-1-3　胃神经内分泌瘤 MR 检查

A、B.T1WI 增强序列动脉期、门脉期，胃壁病灶强化。

【内镜检查】

考虑神经内分泌瘤（图 8-1-4）。

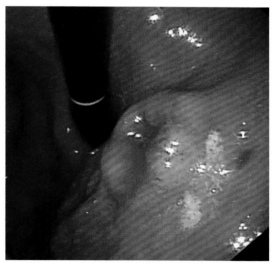

图 8-1-4　胃神经内分泌瘤胃镜检查

胃体上部前壁见一 2 cm 大小的火山口样隆起溃疡。

【诊疗经过】

入院后完善相关检查，无明显手术禁忌证，予行腹腔镜全胃切除术＋胃周淋巴结清扫术。术中见肿瘤位于胃体小弯侧，大小约 1.5 cm×2.0 cm。

【病理诊断】

胃体前壁神经内分泌瘤（NET，G1），肿瘤大小约 1.0 cm×0.8 cm×0.6 cm，浸润肌层，淋巴结见转移瘤。

【解析】

患者上腹闷痛 1 个月，超声检查显示胃小弯壁局限性增厚，胃周异常淋巴结，考虑为胃癌，术后病理诊断为 G1 级神经内分泌瘤，伴淋巴结转移。胃肠神经内分泌肿瘤的分级主要依据病理检查的核分裂象和 Ki-67 阳性指数，G1 级为高分化 NET，但仍可以发生淋巴结及远处转移。

病例二

【病史】

男，65 岁，反复中上腹痛 2 个月，便血 10 天。10 余年前因"阑尾炎"于外院行阑尾切除术；高血压、糖尿病史 10 余年。家族史无特殊。

【体格检查】

右下腹见一长约 4 cm 疤痕。中上腹轻压痛，无反跳痛，全腹未触及肿物。

【实验室检查】

血常规、血生化全套、肿瘤标志物 AFP+CA199+CA125+CEA：大致正常。

【超声检查】

胃体大弯壁低回声团块，考虑间质瘤（图 8-2-1）。

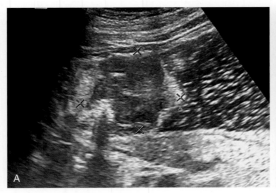
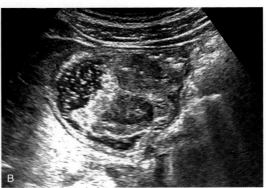

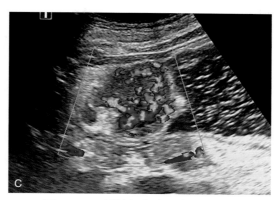

图 8-2-1　胃神经内分泌癌超声检查

A.胃体大弯壁低回声团块，大小约 5.3 cm×4.3 cm，形态欠规则；B.胃体横切显示肿块突入胃腔；C.肿块内血流信号丰富。

【CT 检查】

考虑胃癌（图 8-2-2）。

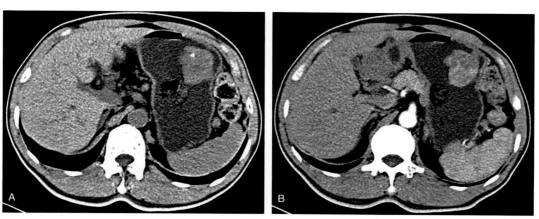

图 8-2-2　胃神经内分泌癌 CT 检查

A.平扫显示胃体大弯侧见一类圆形肿块影突入胃腔，内见钙化；B.增强扫描病灶呈不均匀强化。

【诊疗经过】

入院后完善相关检查，无明显手术禁忌证，予行腹腔镜辅助全胃切除＋胃周淋巴结清扫＋结肠癌根治术。术中见肿瘤位于胃体后壁，大小约 6.0 cm×5.0 cm，胃周可见肿大淋巴结。另于降乙交界处见一肿瘤。

【病理诊断】

胃体隆起型大细胞神经内分泌肿瘤（G3），浸润浆膜下层，淋巴结转移；结肠隆起型中分化管状腺癌，淋巴结未见癌转移。

【解析】

患者为老年男性，中上腹痛伴便血就诊，超声检查考虑间质瘤，术后病理诊断为G3级神经内分泌肿瘤。胃间质瘤多起源于固有肌层，血流信号为少至中等量，仔细分析患者声像图可见肿块位于胃壁黏膜层，并且血流信号丰富，与间质瘤不符。胃恶性神经内分泌肿瘤声像表现与胃腺癌类似，呈隆起型突入胃腔的较为少见，有待于进一步分析总结。

患者术后发现多个淋巴结转移，而术前影像学检查均漏诊。超声检查发现某个脏器肿瘤后，应详细评估肿瘤情况，可换用中高频探头进行扫查，提高诊断准确率。此外，患者同时患有结肠癌，径约3 cm，但术前常规超声与CT增强检查均漏诊。行全腹部超声检查时应系统全面扫查，不能只检查腹腔内实质性脏器，对腹腔腹膜后亦应全面观察。

多原发性癌，指发生于同一患者的两种或两种以上不同性质的原发性恶性肿瘤，临床上较为少见，可发生于同一器官、同一管道或发生于对侧器官，也可发生于不同器官。每个肿瘤均需经病理证实，肿瘤所处位置不同，并排除互相转移的可能性。根据两癌间隔时间，可分为同时性多原发癌（间隔时间≤6个月）和异时性多原发癌（两癌间隔时间＞6个月）。

病例三

【病史】

男，67岁，1年前确诊胃癌，行"腹腔镜辅助全胃根治术"，术后病理诊断大细胞神经内分泌癌，现返院进一步治疗。既往史、个人史、家族史无特殊。

【体格检查】

中上腹可见一10 cm切口疤痕，愈合良好。

【实验室检查】

（1）血肿瘤标志物：CA199 185.8 U/mL；

（2）血常规、生化全套：未见明显异常。

【超声检查】

（1）肝脏大量结节，考虑转移瘤；

（2）腹腔腹膜后淋巴结转移（图 8-3-1）。

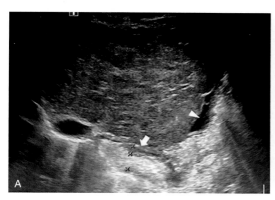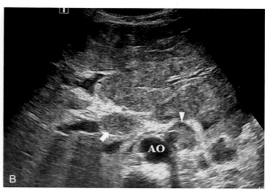

图 8-3-1　胃神经内分泌癌术后超声复查

A. 胃全切术后，口服有回声显像剂后，食管小肠吻合口内径约 1.2 cm（箭头），局部吻合口壁厚约 0.6 cm（箭头），肝周少量积液（三角号）；B. 肝脏增大，形态失常，肝内见大量低回声及高回声结节（箭头），大者位于左外叶，约 4.6 cm×2.7 cm，界欠清，腹腔腹膜后多发淋巴结肿大，大者位于腹主动脉（AO）旁（三角号），约 2.5 cm×1.6 cm，界清。

【CT 全腹平扫 + 增强检查】

（1）肝多发转移瘤；

（2）左肾上腺区多发结节，考虑腹膜后淋巴结肿大转移，并肾上腺转移瘤不排除（图 8-3-2）。

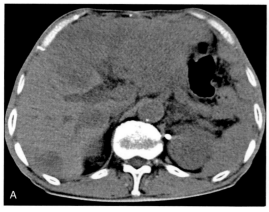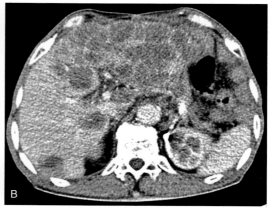

图 8-3-2　胃贲门型神经内分泌癌术后肝转移 CT 检查

A. 平扫显示胃影缺如，肝内大量低密度结节及团块影，边界不清；B. 增强扫查显示肝脏结节及团块呈环形强化。

【诊疗经过】

患者胃大细胞神经内分泌癌术后复发，肝脏及腹腔腹膜后淋巴结转移，继续化疗。

【解析】

患者为老年男性，胃大细胞神经内分泌癌术后 8 个月，复查超声显示肝多发转移瘤、腹腔腹膜后淋巴结转移，预后不良。超声检查是肿瘤复查随访的重要手段，对于胃恶性肿瘤，除了原发灶及术后瘤床的观察外，还应对可能发生复发转移的部位进行重点扫查，如上腹部及腹膜后、肝脏等部位。

患者术后病理诊断约 90% 为大细胞神经内分泌癌，约 10% 为中分化管状腺癌，尚不能诊断为混合性神经内分泌 – 非神经内分泌肿瘤 MiNENs。MiNENs 指同时含有神经内分泌和非神经内分泌成分的混合性上皮性肿瘤，每种成分组织学形态和免疫组化可区分，并且至少占比 30%，大多数 MiNENs 的神经内分泌成分和非神经内分泌成分均分化不良。

病例四

【病史】

男，59 岁，1 个月前出现排柏油样黑便，伴头晕，乏力，无恶心、呕吐、腹痛、腹胀等不适。既往史、个人史、家族史无特殊。

【体格检查】

未见明显异常。

【实验室检查】

生化全套、CRP、肿瘤标志物：未见明显异常。

【超声检查】

（1）十二指肠降部壁不规则增厚，考虑十二指肠癌；

（2）腹腔腹膜后多发淋巴结转移，累及胰头（图 8-4-1）。

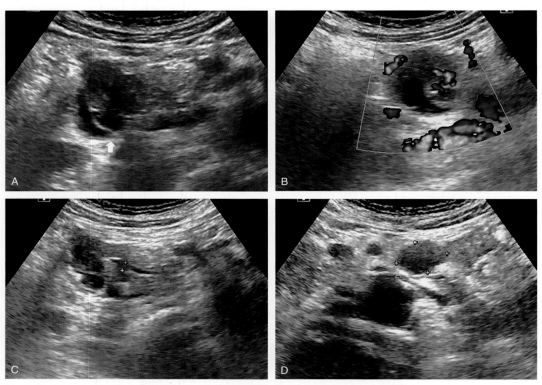

图 8-4-1　十二指肠神经内分泌癌化疗前超声检查

A. 十二指肠降部（箭头）壁不规则增厚（箭头），大小约 3.4 cm×2.3 cm；B. 肿块可见较丰富血流信号；C.PTCD 术后，胰管稍增宽；D. 腹腔腹膜后多发淋巴结肿大，约 1.6 cm×1.3 cm，与胰头分界不清。

【MRI 检查】

壶腹部占位伴肝内外胆管明显扩张，考虑恶性肿瘤（图 8-4-2）。

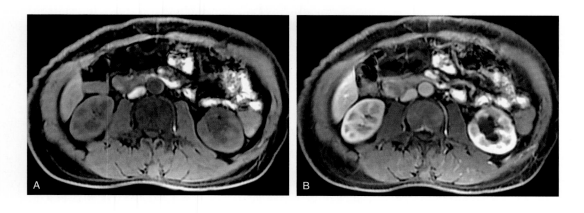

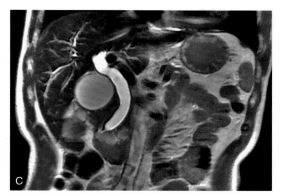

图 8-4-2　十二指肠乳头神经内分泌癌 MR 检查

A.T1WI 平扫，十二指肠壶腹部异常信号；B.T1WI 增强呈不均匀强化；C.T2WI 冠状位成像，胆囊肿大、胆总管扩张、壶腹部病灶呈高信号。

【内镜检查】

考虑十二指肠乳头癌（图 8-4-3）。

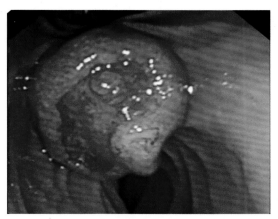

图 8-4-3　十二指肠乳头神经内分泌癌内镜检查

十二指肠乳头明显肿胀，开口处破溃，呈菜花样生长，并见自发性出血。

【诊疗经过】

入院后完善相关检查，内镜活检病理诊断神经内分泌肿瘤（G3，小细胞癌），予术前 5 周期化疗，复查超声病灶明显缩小（图 8-4-4）。行腹腔镜辅助胰十二指肠切除术，术中见十二指肠乳头一菜花样肿物，大小约 2 cm×2 cm×1.5 cm，质硬，边界尚清，活动度差。术后病理诊断：十二指肠壶腹部纤维脂肪组织内见少量神经内分泌癌残余，最大径约 0.3 cm。

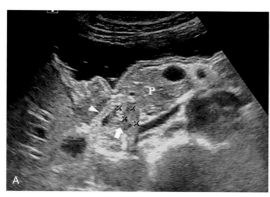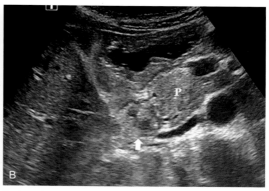

图 8-4-4　十二指肠神经内分泌癌化疗后超声复查

A、B.十二指肠降部（三角号）壁稍增厚（箭头），约 1.4 cm×0.8 cm，位于胰头（P）外侧，病灶较化疗前明显缩小。

【解析】

　　患者消化道出血就诊，超声检查显示十二指肠降部壁增厚，考虑十二指肠癌并淋巴结转移，内镜活检病理诊断为神经内分泌癌。由于肿瘤侵出肠外，多发淋巴结转移，并累及胰腺，临床上先行新辅助治疗后，复查超声显示病灶明显缩小，再行手术切除，术后病理显示少量癌残留。

　　超声检查难以区分十二指肠神经内分泌癌或腺癌，但可以评估肿瘤侵犯情况。超声也是评估新辅助治疗疗效的重要手段，但新辅助治疗后，伴随着炎症反应及瘢痕组织增生，肿瘤再分期的准确性仍有待于提高。

病例五

【病史】

　　女，34 岁，反复中上腹胀 1 年，上腹痛 2 个月，胃镜检查发现十二指肠降段肿物。既往史、个人史、家族史无特殊。

【体格检查】

　　未见明显异常。

【实验室检查】

　　生化全套、CRP、肿瘤标志物：大致正常。

【超声检查】

十二指肠降部低回声结节，考虑间质瘤（图 8-5-1）。

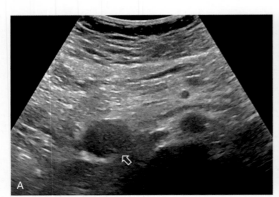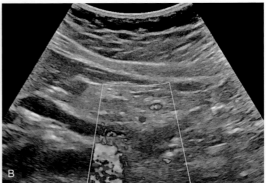

图 8-5-1　十二指肠乳头神经内分泌瘤超声检查

A. 十二指肠降部低回声结节（箭头），大小约 2.6 cm×1.6 cm，界清；B. 肿块未见明显血流信号。

【CT 检查】

十二指肠水平部占位，请结合临床（图 8-5-2）。

【诊疗经过】

入院后完善相关检查，无明显手术禁忌证，予行腹腔镜探查 + 胰十二指肠切除术。术中于十二指肠降部乳头部触及一个肿瘤，大小约 3 cm×2 cm，边界清楚。

【病理诊断】

十二指肠乳头神经内分泌瘤（G1），肿瘤大小 2.5 cm×2.2 cm×2.0 cm，浸润十二指肠肌层。

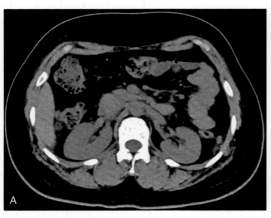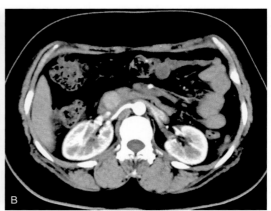

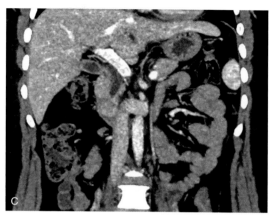

图 8-5-2 十二指肠神经内分泌瘤 CT 检查

A. 平扫横断位显示十二指肠水平部等密度软组织结节影；B. 增强扫描动脉期见明显强化；C. 增强扫描冠状位重建显示强化的十二指肠结节。

【解析】

患者为青年女性，内镜检查发现十二指肠降段肿物，超声检查显示降部低回声结节，边界清晰，乏血供，考虑为间质瘤。十二指肠结节样占位上皮来源的主要为腺瘤、神经内分泌肿瘤，黏膜下肿瘤主要是间质瘤。十二指肠腺瘤多带蒂突入肠腔内，而间质瘤常向外生长。经腹部超声检查常难以清晰显示十二指肠降部，多无法准确判断肿瘤所在肠壁层次，鉴别诊断较困难。

（钱清富 卓敏玲）

第九章

胃肠息肉与息肉病综合征

病例一

【病史】

女，23 岁，腹胀不适 1 个月。5 年前因胰头实性假乳头瘤行胰十二指肠切除术。个人史、家族史无特殊。

【体格检查】

上腹部见一长约 15 cm 手术瘢痕，余未见异常。

【实验室检查】

肿瘤标志物、血常规、生化全套：未见明显异常。

【超声检查】

胃肠吻合口壁回声不均结节，考虑息肉，恶变待排除（图 9-1-1）。

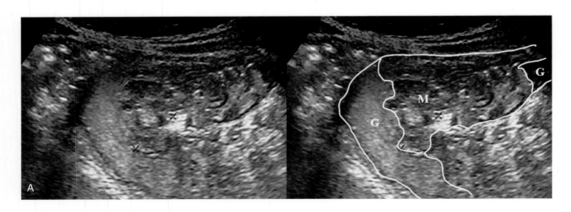

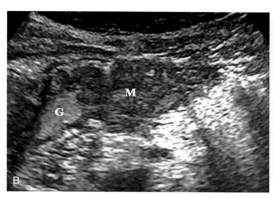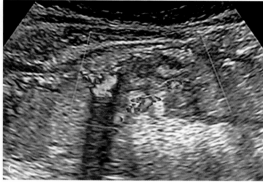

G：残胃；M：肿块。

图 9-1-1 胃肠吻合口增生性息肉超声检查

　　A. 胃肠吻合口肿块回声不均匀，形态不规则；B. 残胃内见高回声显像剂，吻合口低回声肿块约 3.5 cm×2.6 cm；C. 肿块可见血流信号。

【食管吞泛影葡胺造影】

　　胃远端大部切除毕Ⅱ式术后（图 9-1-2）。

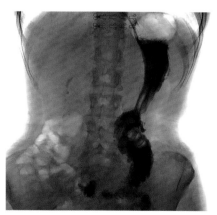

图 9-1-2 胃远端大部切除毕Ⅱ式术后 X 线造影

残胃壁柔软，内见少量液体潴留，胃肠吻合口通畅，扩缩可，未见外漏。

【CT 检查】

　　胃大部切除术后，吻合口明显增厚，占位可能（图 9-1-3）。

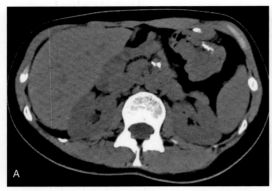 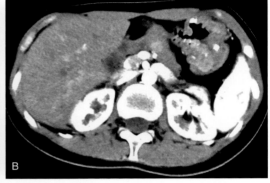

图 9-1-3 胃肠吻合口息肉 CT 检查

A. 平扫术区见条形致密影，胃肠吻合口不均匀增厚；B. 增强扫描吻合口见不均匀强化结节，形态不规则。

【诊疗经过】

入院后完善相关检查，无手术禁忌证，予行腹腔镜辅助胃肠吻合口切除术。术中见胃肠吻合口与腹壁粘连，吻合口处触及一结节，大小约 4 cm×3 cm。

【病理诊断】

增生性息肉。

【解析】

患者既往因胰头实性假乳头瘤行胰十二指肠切除术，入院后超声检查显示胃肠吻合口低回声不均结节，考虑为息肉，由于结节较大，血供较丰富，不能排除是否局部恶变，术后病理诊断为增生性息肉。

胰腺实性假乳头瘤多见于青年女性，手术切除后大多预后良好。患者术后 5 年出现腹胀不适，为增生性息肉阻塞胃肠吻合口所致。胃肠吻合术后超声检查时，口服有回声显像剂有利于显示吻合口。患者取坐位，由于显像剂常较快通过吻合口，应边口服边检查，可动态观察吻合口通畅情况及有无新生物。

病例二

【病史】

男，47 岁，反复排黏液血便 1 年，伴大便次数增加。既往史、个人史无特殊。父亲因结肠癌去世。

【体格检查】

直肠指诊：直肠腔内多枚息肉样结节，质软，最低位于距肛缘5 cm处6点钟方向，大小约0.5 cm×0.5 cm。

【实验室检查】

血生化检查、肿瘤标志物：未见异常。

【超声检查】

（1）中位直肠壁增厚，考虑直肠癌，uT2；

（2）直肠壁大量等回声结节，考虑腺瘤性息肉，恶变不能排除（图9-2-1）。

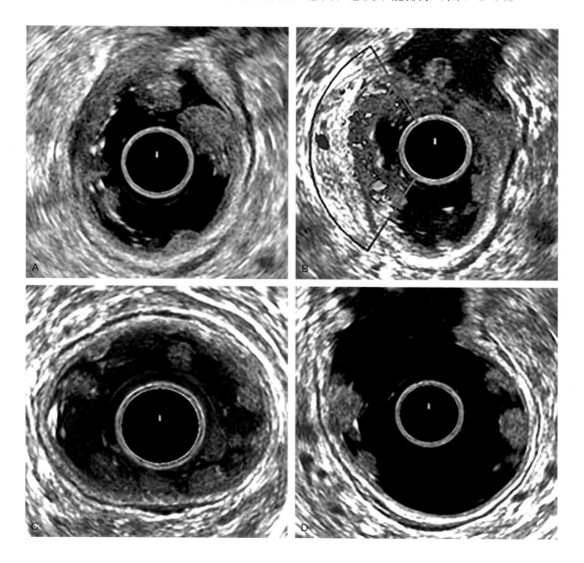

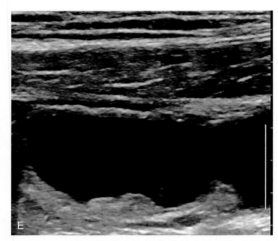

图 9-2-1　家族性腺瘤性息肉病并直肠癌超声检查

A. 距肛缘约 7 cm 处直肠壁增厚，长约 2.7 cm，厚约 0.5 cm，局部黏膜下层连续性中断，与固有肌层分界不清；B. 病灶血供较丰富；C、D. 直肠多发小息肉；E. 经腹部超声检查，降结肠多发息肉。

【MRI 检查】

考虑直肠癌，T2N0M0，CRM（－），EMVI（－）（图 9-2-2）。

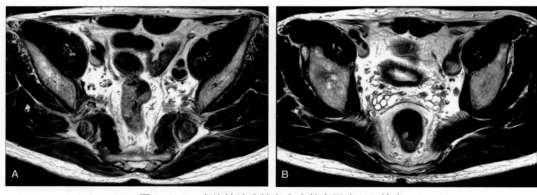

图 9-2-2　家族性腺瘤性息肉病并直肠癌 MR 检查

A. T2WI 序列示直肠壁增厚，呈中等信号；B. 直肠轴位另见小结节影。

【诊疗经过】

入院后完善相关检查，无手术禁忌证，予行腹腔镜辅助全大肠切除术。术中见直肠癌位于腹膜反折上，距肛缘 8 cm。术后解剖标本：全大肠密布息肉，大小约 0.2 ～ 0.5 cm 不等，直肠可见大小约 3 cm×2.5 cm 的溃疡型癌。

【病理诊断】

直肠溃疡型中分化管状腺癌，浸润肌层外纤维脂肪组织；周围肠黏膜见多发息肉，数目＞100 枚，镜下见管状腺瘤伴低级别上皮内瘤变，考虑家族性腺瘤性息肉病。淋巴结见转移癌。

【解析】

患者为中年男性，有结肠癌家族史，超声检查符合直肠癌合并家族性腺瘤性息肉病表现。家族性腺瘤性息肉病容易并发结直肠癌，超声检查应系统全面，注意观察病灶与肠壁关系，同时应仔细扫查肠壁其他部位，避免漏诊。本患者术后病理诊断为直肠腺癌，浸润纤维脂肪组织，为 pT3 期，伴淋巴结转移，术前超声及 MRI 检查均低估了肿瘤分期。

病例三

【病史】

女，23 岁，排便习惯改变 2 年余，大便不成形，偶伴血便。既往史、个人史、家族史无特殊。

【体格检查】

直肠指诊：直肠腔内大量息肉样结节，大者约 1.0 cm × 0.6 cm。

【超声检查】

（1）直肠壁增厚，考虑直肠癌，uT3a；

（2）直肠壁弥漫分布高回声结节，考虑腺瘤性息肉；

（3）直肠周围淋巴结肿大（图 9-3-1）。

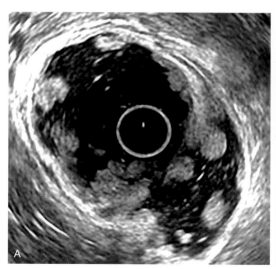
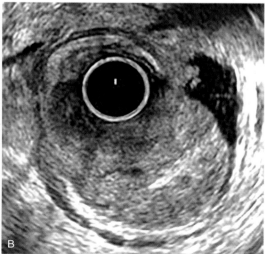

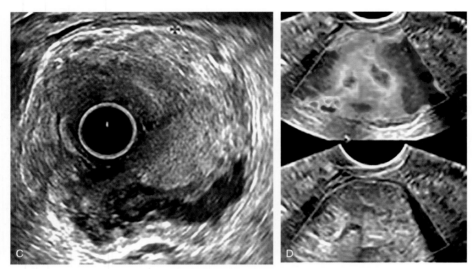

图 9-3-1　家族性腺瘤性息肉病并直肠癌超声检查

A. 直肠壁黏膜层弥漫分布大小不等的高回声结节，大者约 1.9 cm×1.7 cm；B、C. 直肠壁增厚，距肛缘 7 cm，长约 3 cm，厚约 2.0 cm，局部累及少许系膜组织；D.SWE 检查显示增厚肠壁质地较硬，Emax=64.9 kPa。

【MRI 检查】

（1）中位直肠癌，T4bN2Mx；

（2）直肠结肠多发小结节状突起，考虑息肉（图 9-3-2）。

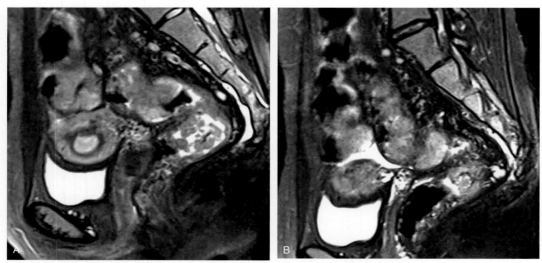

图 9-3-2　家族性息肉病并直肠腺癌 MR 检查

A、B. T2WI 序列直肠壁及乙状结肠壁增厚，呈中等信号，肠壁另见小结节状突起。

【内镜检查】

考虑家族性息肉病（图 9-3-3）。

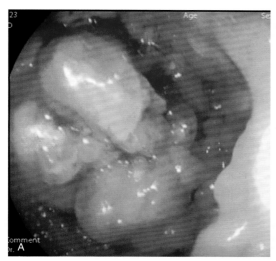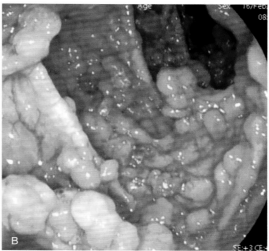

图 9-3-3　家族性息肉病并直肠腺癌肠镜检查

A. 距肛缘 10 cm 直肠癌；B. 结肠弥漫分布大小不一息肉。

【诊疗经过】

入院后完善相关检查，无手术禁忌证，予行腹腔镜辅助全大肠切除术。术中见直肠癌位于腹膜反折上，距肛缘 8 cm。术后解剖标本：全大肠密布息肉，大小约 0.3 ~ 0.6 cm 不等，直肠（距肛缘 7 cm）可见大小约 3 cm×2 cm 带蒂息肉，距肛缘 10 cm 处见大小约 6 cm×4 cm 的溃疡型肿瘤。

【病理诊断】

直肠隆起型中分化管状腺癌，侵及肌层外纤维脂肪组织；周围结肠黏膜面密布大小不一腺瘤性息肉（数量超过 100 枚），符合家族性腺瘤性息肉病，均为管状腺瘤伴低级别上皮内瘤变，个别腺瘤表面局灶腺体呈高级别上皮内瘤变；淋巴结见转移癌。

【解析】

患者为年轻女性，大便异常就诊，最终诊断为家族性腺瘤性息肉病并癌变，术前经直肠腔内超声对肿瘤进行准确定性诊断及分期。剪切波弹性成像检查显示恶变病灶弹性值较高，对于肿瘤定性诊断甚至分期具有参考价值。

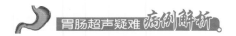
病例四

【病史】
女，7 岁，腹痛伴呕吐 1 天。既往史、个人史、家族史无特殊。

【体格检查】
唇部黏膜可见多发黑色斑点（图 9-4-1）。上腹部轻压痛，可触及一肿物，径约 5 cm。

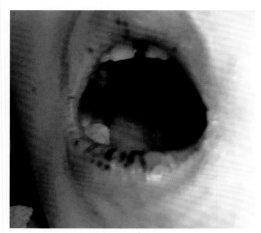

图 9-4-1　患儿唇部黏膜多发黑色斑点

【超声检查】
上腹部包块，考虑黑斑息肉病继发肠套叠（图 9-4-2）。

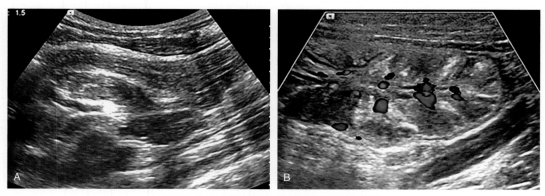

图 9-4-2　黑斑息肉病并肠套叠超声检查

A. 十二指肠球部至空肠近端可探及"套筒"征象，截面范围约 4.9 cm×2.8 cm；B. 套入部见一 2.9 cm×2.1 cm 的带蒂高回声团块，中心及蒂部可见血流信号。

【诊疗经过】

患者转院手术治疗，电话随访，术后诊断为黑斑息肉病继发肠套叠。

【解析】

黑斑息肉病又称 Peutz–Jeghers 综合征，属于常染色体显性遗传病，多见于儿童和青少年，男女发病率无差异。该病主要病理改变为黏膜和 / 或皮肤色素斑以及胃肠道息肉。胃肠道息肉为多发性，可发生在整个胃肠道，以小肠多见，息肉大小不一，较大时可发生肠梗阻；息肉牵拉肠道可引起肠套叠。

多数患者无明显症状，重者可出现腹痛、便血、呕血等表现。如发现患者口唇、口腔黏膜等处出现色素斑，胃肠镜检查发现消化道息肉并经病理证实为错构瘤，即可确诊为黑斑息肉病，而家族遗传史并非诊断的必需条件。

（陈志奎　黄丹凤）

第十章

胃肠其他肿瘤

病例一

【病史】

女，46岁，反复左上腹闷痛不适2年，加重半个月。既往史、个人史、家族史无特殊。

【体格检查】

未见明显异常。

【实验室检查】

（1）肿瘤标志物：CA72-4 10.38 U/mL；

（2）血常规、生化全套：未见明显异常。

【超声检查】

贲门部低回声结节，考虑间质瘤或神经鞘瘤（图10-1-1）。

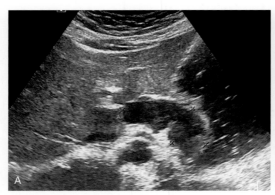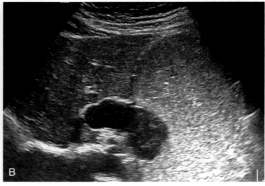

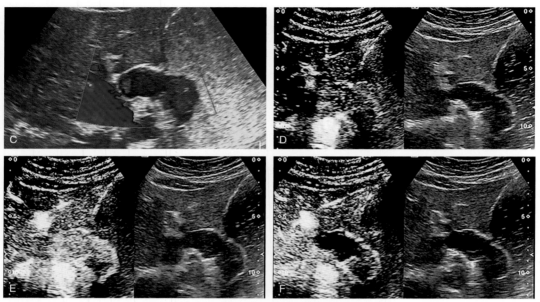

图 10-1-1 贲门平滑肌瘤超声表现

A.饮水后检查，显示贲门部低回声结节，大小约 6.2 cm×2.8 cm，边界尚清晰；B.口服有回声显像剂后，低回声结节显示更加清晰，表面可见黏膜层及黏膜下层，肿块部分突入胃底部；C.病灶未见血流信号；D.超声造影19 s，肿瘤开始增强；E.30 s 明显强化；F.60 s 基本消退。

【内镜检查】

考虑间质瘤（图 10-1-2）。

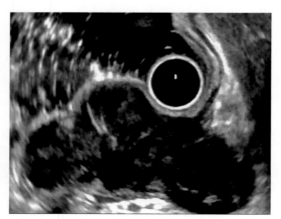

图 10-1-2 胃平滑肌瘤内镜超声检查

胃底近贲门见一黏膜下隆起，表面光滑，胃壁第四层见低回声团块，局部回声欠均匀，包膜完整。

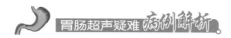

【胃肠泛影葡胺造影】

贲门 – 胃底肿块，建议进一步检查（图 10-1-3）。

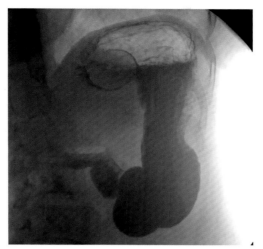

图 10-1-3　胃平滑肌瘤泛影葡胺造影

贲门 – 胃底充盈缺损，大小约 4.5 cm × 4.0 cm，局部胃壁软，未见明显黏膜皱襞破坏改变。

【CT 检查】

考虑贲门癌（图 10-1-4）。

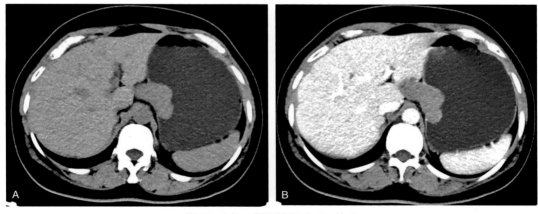

图 10-1-4　胃平滑肌瘤 CT 检查

A. 平扫显示胃贲门处软组织密度影向腔内外突出；B. 增强后病灶呈轻度强化。

【诊疗经过】

入院后完善相关检查，无手术禁忌证，予行腹腔镜辅助近端胃切除术。术中见肿瘤位于胃贲门食管交界处，呈哑铃形向腔内外生长。

【病理诊断】

胃壁平滑肌瘤，肿瘤大小 5.8 cm × 3.1 cm × 2.5 cm。

【解析】

患者反复左上腹闷痛 2 年，无吞咽梗阻症状，胃镜检查显示黏膜下巨大隆起。超声检查显示贲门部极低回声肿块，体积较大，似位于固有肌层，误诊为间质瘤或神经鞘瘤，术后病理诊断为平滑肌瘤。胃黏膜下肿瘤最常见为间质瘤，多位于胃底体部，肿瘤多呈类圆形，体积较大时呈不规则形；多呈低回声，体积较大时可出现坏死囊性变，与本病例不符。胃神经鞘瘤较为罕见，声像图常表现为极低回声的肿块，多呈圆形或类圆形，边缘较规整，明确诊断依赖于病理学检查。

病例二

【病史】

男，79 岁，5 天前外院体检胃镜发现胃占位。既往史、个人史及家族史无特殊。

【体格检查】

未见明显异常。

【超声检查】

胃窦壁低回声团块，考虑胃肠间质瘤或神经鞘瘤（图 10-2-1）。

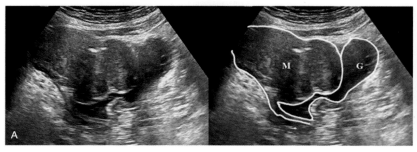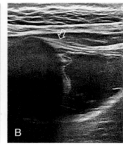

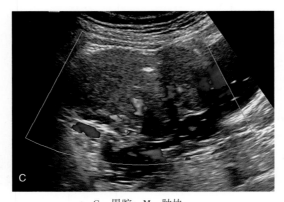

G：胃腔；M：肿块。

图 10-2-1　胃窦部神经鞘瘤超声检查

A. 胃窦部见一低回声团块，大小约 8.1 cm×5.0 cm，跨壁生长，内可见斑点状强回声；B. 高频超声显示肿瘤表面可见黏膜下层及黏膜层（箭头）；C.CDFI 可见中等量血流信号。

【CT 检查】

考虑间质瘤或神经源性肿瘤（图 10-2-2）。

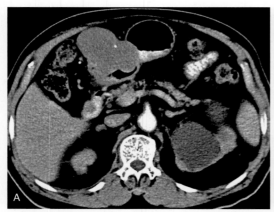
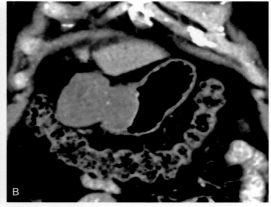

图 10-2-2　胃神经鞘瘤 CT 检查

A. 胃窦局部胃壁见软组织肿块影，形态不规则，向腔内外生长，可见轻度强化；B. 冠状位，肿块呈哑铃型。

【诊疗经过】

入院后完善相关检查，无手术禁忌证，予行腹腔镜辅助根治性远侧胃大部分切除术（毕Ⅱ式吻合），术中见胃窦部肿物，呈外生性，大小约 5 cm×4 cm，基底较宽，胃周未见明显肿大淋巴结。

【病理诊断】

神经鞘瘤。

【解析】

患者超声检查显示肿块位于胃窦壁固有肌层，首先考虑为最常见的黏膜下肿瘤间质瘤，但间质瘤体积较大时内部常发生液化坏死，与本病例不符，故不能排除较为罕见的胃神经鞘瘤。胃神经鞘瘤好发胃体胃窦部，起源于固有肌层，跨壁型生长多见，病灶形态较规则，呈圆形或椭圆形，边界较清楚，病灶内部多呈均匀低回声，血供多不丰富，本例符合胃神经鞘瘤声像特点。

病例三

【病史】

男，9岁，2年前因便血伴面色苍白7个月在我院行胃肠镜检查＋腹腔镜探查＋乙状结肠肿物切除术，术后病理诊断胃肠道海绵状血管瘤。近1周出现面色苍白。发现缺铁性贫血6年，3年前发现左前上胸壁血管瘤行血管瘤动脉硬化栓塞术。家族史无特殊。

【体格检查】

贫血外观，腹平软，无压痛、反跳痛。

【实验室检查】

（1）血常规：血红蛋白87 g/L；

（2）粪便潜血试验：阳性。

【超声检查】

胃肠壁多发结节，考虑血管瘤（图10-3-1）。

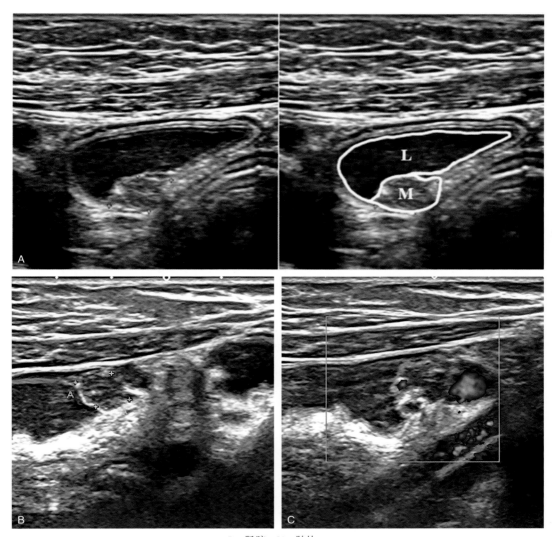

L：肠腔；M：肿块。

图 10-3-1　胃肠血管瘤超声检查

　　胃肠壁黏膜下层及黏膜层见散在低回声不均结节，界尚清，可见星点状血流信号，大者位于回肠（脐右下方，约 13.9mm×9.0mm）、胃窦壁（5.8mm×2.9mm）、胃体上段小弯壁（8.1mm×4.0mm）、横结肠偏右侧前壁（13.1mm×7.4mm）、降结肠下段内侧壁（6.1mm×4.1mm）、乙状结肠后壁（10.2mm×6.6mm）。A. 小肠壁黏膜下层偏低回声结节；B. 小肠黏膜层及黏膜下层结节；C. 结肠壁偏低回声结节，可见星点状血流信号。

【胃肠出血灶 + 延迟显像】

　　静注显像剂 ^{99m}Tc-RBC 10 mCi 后，于 1 小时内多次行腹部显像；延迟显像结果见心脏、肝脏、双肾、大动脉、膀胱显影，腹部其余部位未见明显异常放射性浓聚灶；延迟至 2 小时、4 小时、6 小时显像，腹部未见明显异常放射性浓聚灶，延迟至 9 小时显像，

右侧腹部可见异常放射性浓聚，考虑相应部位以上肠道出血（图 10-3-2）。

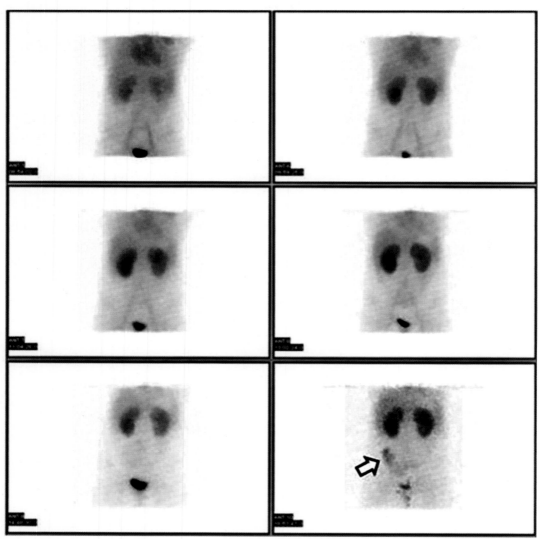

图 10-3-2　胃肠出血灶＋延迟显像

延迟至 9 小时显像右侧腹部可见异常放射性浓聚（右下图箭头）。

【诊疗经过】

入院后完善相关检查，无明显手术禁忌证，予行术中胃肠镜检查＋腹腔镜探查＋中转开腹胃前壁切开＋胃血管瘤切除＋小肠多发血管瘤切除修补＋升结肠、横结肠、乙状结肠血管瘤切除修补术，术中胃肠镜于胃底、胃体上部小弯、胃体上部后壁、胃窦

大弯各见一处 0.8 ～ 1.0 cm 蓝色隆起，升结肠（1 处）、横结肠上段（1 处）、乙状结肠（4 处）共见 6 处 1.0 ～ 3.0 cm 蓝色隆起，表面见毛细血管扩张。

【病理诊断】

（空肠下段、回肠系膜、回肠上段、空肠上段、胃、横结肠、升结肠、乙状结肠、回肠下段肿物）血管瘤。

【解析】

患儿既往已诊断胃肠道多发海绵状血管瘤，因失血性贫血再次住院。胃肠镜检查可见胃及结肠壁结节，呈蓝色，诊断较为容易，但内镜对小肠病变诊断价值受限，超声检查可作为有效补充。

该患儿血管瘤体积多较小，故超声检查前应做好肠道准备。血管瘤多呈等回声，有回声显像剂与病灶对比度差异较小，容易导致病灶漏诊。口服聚乙二醇电解质溶液或等渗甘露醇清洁肠道后超声检查，采用中高频探头可较清晰显示胃肠壁黏膜层或黏膜下层多发结节，具有较高诊断灵敏度。

病例四

【病史】

男，53 岁，阵发性上腹闷痛 10 余天。既往史、个人史、家族史无特殊。

【体格检查】

上腹部触及一肿块，大小约 7 cm×6 cm，质硬，轻压痛。

【实验室检查】

（1）肿瘤标志物：未见异常；

（2）粪便隐血试验：阳性。

【超声检查】

上腹部低回声肿块，考虑十二指肠恶性肿瘤（图 10-4-1）。

【诊疗经过】

入院后完善相关检查，无明显手术禁忌证，予行胰十二指肠切除术。术中于十二指肠降部触及质硬肿物，大小约 7 cm×5 cm×4 cm，界清。

【病理诊断】

十二指肠上皮样平滑肌肉瘤，伴坏死，肿瘤大小约 5.5 cm×4 cm×1 cm，浸润肠壁全层。

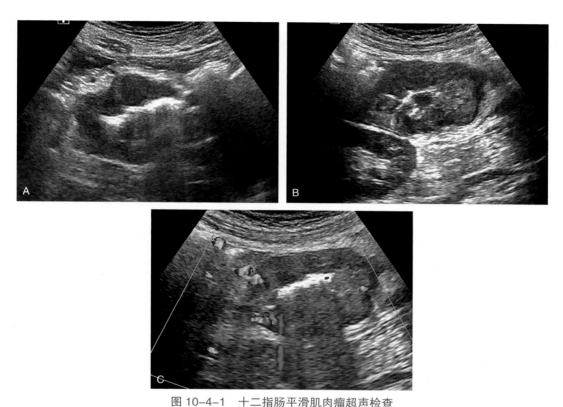

图 10-4-1　十二指肠平滑肌肉瘤超声检查

A、B. 十二指肠壁增厚，长约 7.5 cm，厚约 2.6 cm，肠腔狭窄，呈假肾征；C. 增厚肠壁可见较丰富血流信号。

【解析】

　　十二指肠平滑肌肉瘤较为罕见，本例超声表现与十二指肠癌或淋巴瘤鉴别较困难。十二指肠癌多位于降部，肠壁不规则增厚，肠腔狭窄，常引起胰管、胆管梗阻扩张；淋巴瘤肠腔具有一定扩张性，并且血供多比较丰富，周围淋巴结明显肿大，有助于鉴别诊断。

病例五

【病史】

　　女，61 岁，面色苍白、乏力半个月。既往史、个人史、家族史无特殊。

【体格检查】

　　贫血外观，右侧腹触及质硬肿物，大小约 15 cm×8 cm，活动度差。

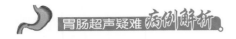

【实验室检查】

（1）血常规：血红蛋白 73 g/L；

（2）肿瘤标志物：大致正常。

【超声检查】

右侧腹低回声肿块，考虑小肠间质瘤（图 10-5-1）。

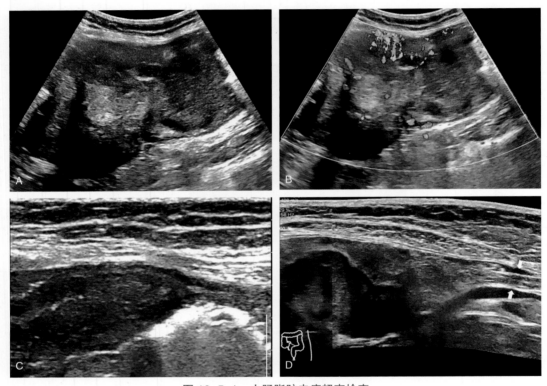

图 10-5-1　小肠脂肪肉瘤超声检查

　　A. 右侧腹低回声肿块，约 14.8 cm×8.2 cm×9.6 cm，回声不均匀，形态欠规则；B. 病灶内可见较丰富血流信号；C. 高频超声显示病灶内气体强回声；D. 高频超声显示病灶与小肠壁相连（箭头）。

【CT 检查】

考虑回肠癌或 GIST（图 10-5-2）。

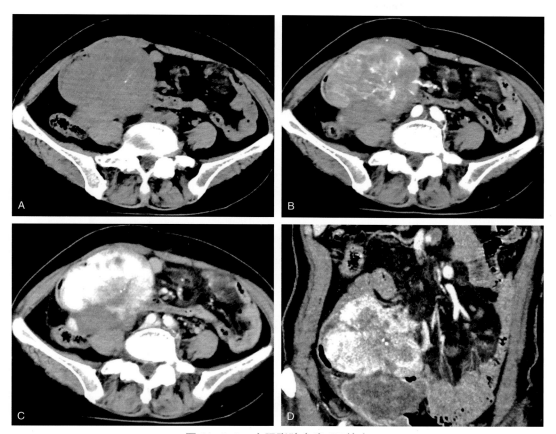

图 10-5-2　小肠脂肪肉瘤 CT 检查

A. 平扫显示右下腹腔密度不均团块影，内见点状钙化；B. 动脉期肿块明显不均匀强化；C. 静脉期强化更明显，其中坏死部分无强化；D. 冠状位重建显示肿物巨大，形态不规则，实性部分明显强化。

【诊疗经过】

入院后完善相关检查，无明显手术禁忌证，予行腹腔镜辅助小肠肿物切除＋肠系膜多发肿物切除术。术中见少量腹水，空肠上段见一巨大肿物，边界尚清，包膜完整，大小约 15 cm × 10 cm × 10 cm，肠系膜散在多发黄白色小结节，直径 0.5 ～ 4 cm 不等，边界清楚。

【病理诊断】

去分化脂肪肉瘤伴坏死，大小 14.5 cm × 10 cm × 7.5 cm，浸润肠壁全层。

【解析】

患者为老年女性，发现右下腹巨大肿物，超声检查显示肿块与小肠相连，血供较丰富，考虑为小肠间质瘤，术后病理诊断为空肠脂肪肉瘤。空肠肿瘤发病率较低，相对常见的是腺癌和间质瘤。患者肿瘤巨大，但无腹痛、消化道梗阻等症状，无淋巴结及远处转移，肿瘤标志物正常，不支持腺癌诊断。该病灶与间质瘤有明显相似之处，但间质瘤体积较大时常发生囊性变，甚至呈蜂窝样改变。

病例六

【病史】

女，66岁，入院前1个月余出现大便性状改变，色黑，偶带鲜红色，便稀，量少，排便次数增多，伴里急后重。外院查肠镜发现直肠末段近肛缘见一约2.5 cm×2.5 cm暗红色肿物，病理待报。自发病以来体重约减轻4 kg。10余年前因子宫肌瘤于外院行"子宫切除术"。

【体格检查】

直肠指诊（截石位）：肛门括约肌紧张度良好，距肛缘3 cm直肠前壁截石位11点至2点可触及一菜花状肿物，大小约2 cm×3 cm，可推动。

【实验室检查】

肿瘤标志物：CA199 7.5 U/mL，CEA 1.2 ng/mL。

【经直肠彩色多普勒超声检查】

直肠壁局限性增厚，考虑恶性肿瘤（uT2期）（图10-6-1）。

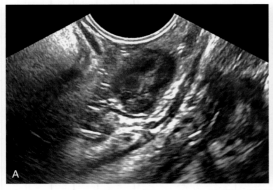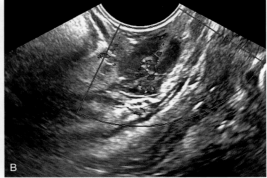

图10-6-1　直肠肛管恶性黑色素瘤腔内超声检查

A.距肛缘2 cm直肠壁局限性增厚，大小约2.3 cm×1.5 cm，凸向腔内，界尚清，形态欠规则，病变处固有肌层连续性欠佳；B.肿块内可见丰富血流信号。

【MR 全腹部平扫＋增强检查】

直肠下段肠壁稍增厚，低位直肠癌（T2N0Mx）待排，CRM（－），EMVI（－）
（图 10-6-2）。

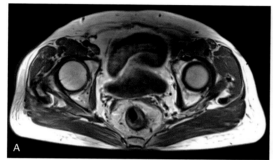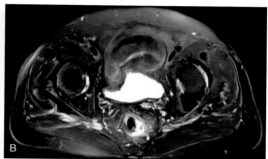

图 10-6-2　直肠肛管恶性黑色素瘤 MRI 检查

直肠下段肠壁稍增厚，局部厚约 1.5 cm，A.T1WI 序列呈不均匀低信号；B.T2WI 序列呈不均匀高信号。

【诊疗经过】

入院后完善相关检查，无明显手术禁忌证，予行经肛门直肠恶性肿瘤局部扩大切
除术。术中于距离肛门约 2 cm 处直肠前壁 3 ~ 6 点钟方向见一隆起型肿物，大小约
2 cm×2 cm，表面黑色素沉着。

【病理诊断】

（直肠）恶性黑色素瘤，大小约 2.5 cm×2.0 cm×0.8 cm，浸润黏膜下层，四周切
缘及基底切缘均未见肿瘤。免疫组化结果：肿瘤细胞 HMB45、MelanA、S100、Vim、
SOX-10 阳性，CK 部分阳性，CDX-2 阴性，CD45 示淋巴细胞阳性。

【解析】

患者为老年女性，因便血入院，肠镜于直肠末段见一新生物，彩超检查见病灶凸向
腔内，界尚清，形态欠规则，内可见丰富血流信号，符合直肠肛管黑色素瘤的临床及超
声特征。

由于直肠肛管黑色素瘤较为少见，目前临床上尚缺乏其肿瘤分期标准，常参考直肠
癌的分期标准。本病例术前超声及 MRI 分期均分为 T2 期，但术后病理诊断肿瘤浸润黏
膜下层，术前影像学分期高估了肿瘤浸润深度。对于低位直肠肿瘤分期，应采用双平面
探头或 360° 探头，其声束与直肠肛管壁垂直，有助于提高肿瘤分期的准确性。

（张秀娟　卓敏玲）

消化性溃疡

第十一章

病例一

【病史】

男，59岁，1个月前出现上腹部闷痛不适，无呕吐、呕血、黑便等。既往史、个人史、家族史等无特殊。

【体格检查】

未见明显异常。

【实验室检查】

肿瘤标志物：大致正常。

【超声检查】

（1）胃体壁溃疡，性质待定；

（2）胃周淋巴结肿大（图11-1-1）。

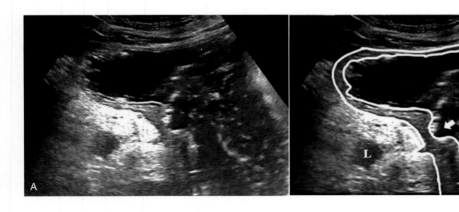

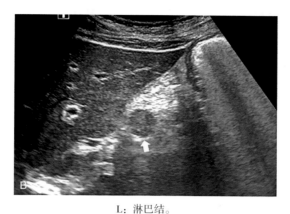

L：淋巴结。

图 11-1-1　胃溃疡超声检查

　　A. 胃体小弯壁局限性增厚，长约 4.9 cm，最厚处约 1.3 cm，中央凹陷，呈"火山口"状（箭头）；B. 胃周淋巴结肿大（箭头），大者约 2.1 cm×1.8 cm，界清。

【CT 检查】

考虑胃癌，胃周淋巴结转移（图 11-1-2）。

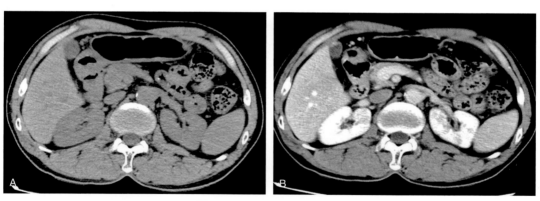

图 11-1-2　胃溃疡 CT 检查

A. 平扫显示胃窦壁不规则增厚，胃腔变窄；B. 增强后病灶可见强化。

【诊疗经过】

　　入院后完善相关检查，无明显手术禁忌证，予行腹腔镜根治性全胃切除 + 胃周淋巴结清扫术，术中见溃疡位于胃体小弯侧，大小约 3.0 cm×1.0 cm。术后病理诊断：慢性溃疡，周围胃黏膜呈中度慢性萎缩性胃炎，部分呈低级别上皮内瘤变。

【解析】

　　患者为中老年男性，上腹闷痛就诊，超声检查显示胃小弯病灶巨大，呈"火山口"

征，伴胃周淋巴结肿大，无法鉴别是溃疡型胃癌或者消化性溃疡。患者肿瘤标志物正常，但目前临床上尚缺乏胃癌特异性肿瘤标志物，其辅助诊断价值有限。由于患者年纪偏大，溃疡巨大，影像学检查不能排除胃癌，即使内镜活检阴性亦无法排除局灶癌变的可能，故临床采用外科手术切除方法，术后病理证实为消化性溃疡，周围淋巴结反应性增生。

病例二

【病史】

患者，男，59 岁，反复上腹部闷痛不适 1 个月，无呕血，黑便，无腹胀、腹泻等不适。外院胃镜检查提示胃体部巨大溃疡。既往史、个人史、家族史等无特殊。

【体格检查】

查体未见异常。

【实验室检查】

（1）血常规：血红蛋白 89 g/L，血小板 449×10^9/L；

（2）肿瘤标志物：大致正常。

【超声检查】

胃体小弯壁局限性增厚，考虑胃溃疡，恶性待排除（图 11-2-1）。

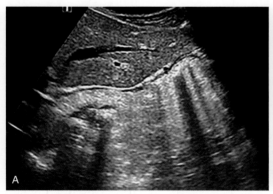
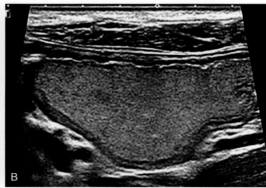

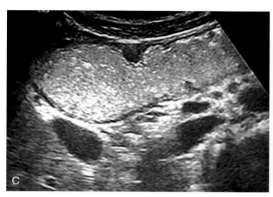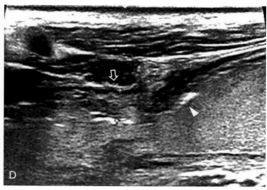

图 11-2-1　慢性活动性胃炎超声检查

A. 口服有回声显像剂，食管腹段、贲门、胃底壁未见异常；B. 高频超声显示胃壁层次清晰；C. 胃体小弯壁不均匀性增厚，长约 3.2 cm，最厚处约 1.3 cm；D. 高频超声显示胃壁增厚，层次不清（箭头），表面见片状强回声（三角号）。

【诊疗经过】

入院后完善相关检查，无明显手术禁忌证，予行腹腔镜辅助胃部分切除术。术中见胃体底交界后壁小弯侧凹陷型溃疡，大小约 4.0 cm×3.5 cm，周围黏膜隆起，活检质脆，浆膜层呈炎症反应性增生，并与胰腺炎性粘连明显，胃周未见肿大淋巴结。

病理诊断：（胃体肿物）小块黏膜呈轻度慢性炎，淋巴组织增生。（胃体大溃疡）轻度慢性活动性胃炎伴轻度肠化、糜烂，间质见较多急、慢性炎症细胞浸润，可见多核巨细胞。淋巴结呈反应性增生。

【解析】

患者为 59 岁男性，超声检查显示胃体小弯壁增厚，长达 4.5 cm，层次不清，表面凹凸不平，考虑胃溃疡。但胃良恶性溃疡的超声表现存在较多重叠，鉴别诊断困难，并且患者年纪偏大，溃疡灶大于 2.5 cm，为巨大溃疡，即使内镜活检病理检查也不能完全排除胃癌的可能，临床上采用腹腔镜辅助胃部分切除术，术后病理诊断为慢性活动性胃炎。

病例三

【病史】

男，11 岁，半年前出现面色苍白，餐后中上腹闷痛，伴呕吐、头晕、乏力，外院诊断十二指肠溃疡伴出血，治疗好转。2 天前，出现呕吐咖啡样物，面色苍白、头晕、乏力。既往史、个人史、家族史无特殊。

【体格检查】

贫血外观，腹平软，无压痛、反跳痛。

【实验室检查】

（1）血常规：红细胞 2.50×10^{12}/L，血红蛋白 59.0g/L；

（2）粪潜血试验：阳性。

【超声检查】

十二指肠球部壁增厚，考虑消化性溃疡（图 11-3-1）。

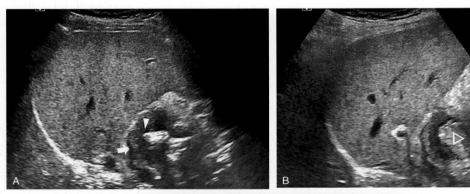

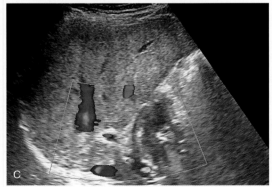

图 11-3-1　十二指肠溃疡超声检查

　　A. 十二指肠球部壁增厚（箭头），长约 4.2 cm，最厚处约 1.4 cm，表面粗糙不平，局部凹陷（三角号）；B. 球部管腔变小（三角号）；C. 增厚肠壁可见点状血流信号。

【内镜检查】

十二指肠球部溃疡（A2）（图 11-3-2）。

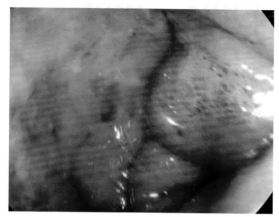

图 11-3-2　十二指肠溃疡内镜检查

十二指肠球部见一深溃疡，被白苔，周边黏膜水肿、潮红。

【诊疗经过】

入院后完善相关检查，患儿十二指肠球部溃疡诊断明确，予制酸、抗炎等处理。

【解析】

患儿十二指肠溃疡的临床表现比较典型，口服有回声显像剂后，高回声显像剂与增厚的低回声肠壁形成鲜明对比，可清晰显示增厚肠壁及溃疡，以及肠腔是否狭窄等情况，并且可作为治疗后复查随访的影像学手段，具有重要的临床价值。

病例四

【病史】

男，7 岁，5 个月前出现面色苍白，无其他不适，查 Hb 62.0g/L，口服铁剂治疗。4 天前出现头晕，呕吐一次，无咖啡样物。既往史、个人史、家族史无特殊。

【体格检查】

贫血外观，腹部无压痛，未触及包块。

【实验室检查】

（1）粪潜血试验：阴性；

（2）血常规：红细胞计数 2.04×10^{12}/L，血红蛋白 53.0 g/L，红细胞比积 17.0%，平均红细胞血红蛋白含量 26.0 pg，平均红细胞血红蛋白浓度 312.0 g/L，血小板计数

332×10^9/L；

（3）贫血测定：铁蛋白 4.90 μg/L，血清叶酸、维生素 B_{12} 正常；

（4）铁代谢检测：铁 1.5 μmol/L，血清总铁结合力 59.6 μmol/L，不饱和铁结合力 58.1 μmol/L，运铁蛋白饱和度 2.5%。

【超声检查】

（1）十二指肠球降部壁增厚，考虑消化性溃疡；

（2）肠系膜淋巴结可见；

（3）腹腔少量积液（图 11-4-1）。

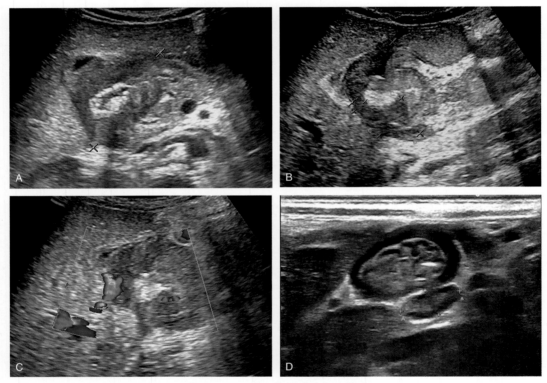

图 11-4-1　十二指肠溃疡超声检查

A. 十二指肠球降部壁明显增厚，长约 6.4 cm，最厚处 2.0 cm；B. 口服有回声显像剂后，显示肠腔变窄，肠壁表面凹陷；C. 增厚肠壁可见血流信号；D. 肠周淋巴结可见，大者约 1.4 cm×0.6 cm，界清。

【胃镜检查】

十二指肠球部溃疡，性质待定。

【活检病理诊断】

（球部）黏膜慢性活动性炎，间质见较多嗜酸性粒细胞等炎细胞浸润；（胃窦）轻度慢性浅表性胃炎；HP（−）（图11-4-2）。

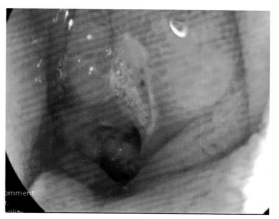

图 11-4-2　十二指肠溃疡内镜检查

【诊疗经过】

入院后完善相关检查，患儿十二指肠球部溃疡诊断明确，予制酸、抗炎、口服铁剂等处理。

【解析】

患儿贫血就诊，口服有回声显像剂后超声检查显示球降部壁明显增厚，表面凹陷，肠周多发淋巴结，诊断为十二指肠溃疡，内镜活检病理诊断为慢性活动性炎。患儿十二指肠溃疡慢性出血导致贫血，无腹痛等表现，临床症状不典型，超声检查应与十二指肠淋巴瘤鉴别，后者亦多位于球降部，病变范围较大，血供多较丰富，周围多发肿大淋巴结，但确诊依赖病理诊断。

病例五

【病史】

男，47岁，7个月前进食后反复出现呕吐，伴腹胀。1年前因十二指肠球部溃疡伴穿孔行腹腔镜下十二指肠修补术。个人史、家族史无特殊。

【体格检查】

未见明显异常。

【实验室检查】

（1）C- 反应蛋白，血常规、生化全套：大致正常；

（2）肿瘤标志物：未见异常。

【超声检查】

（1）十二指肠球部壁稍增厚伴强回声斑，考虑十二指肠溃疡；

（2）十二指肠球部降部扩张受限，考虑炎性狭窄（图 11-5-1）。

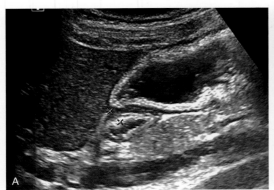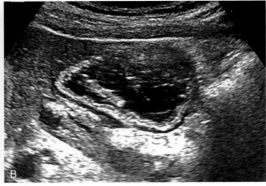

图 11-5-1　十二指肠溃疡超声检查

A. 十二指肠球部局部壁稍增厚，厚约 0.7 cm，表面见强回声附着；B. 球降部肠腔狭窄，最窄处内径约 0.5 cm。

【CT 检查】

十二指肠球部腔较窄，壁未见明显增厚；胃潴留（图 11-5-2）。

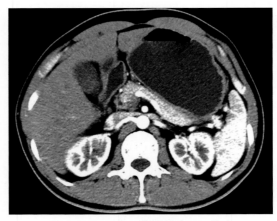

图 11-5-2　十二指肠溃疡 CT 检查

胃腔明显扩大，十二指肠球部腔较窄，壁未见明显增厚，三期增强未见明显异常强化。

【内镜检查】

十二指肠球部溃疡伴狭窄（S2）（图 11-5-3）。

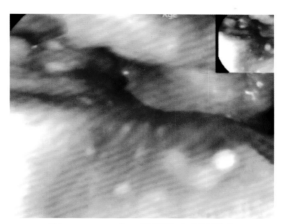

图 11-5-3　十二指肠溃疡内镜检查

十二指肠球部见白色疤痕，球降交界狭窄，内镜无法通过。

【诊疗经过】

入院后完善相关检查，无明显手术禁忌证，予行腹腔镜辅助胃大部切除术。术中见十二指肠球部瘢痕。

【解析】

患者既往十二指肠溃疡穿孔修补术后，超声检查显示十二指肠球部变小，局部稍增厚，为溃疡愈合后瘢痕，球降部交界及以下肠腔明显狭窄，符合溃疡后狭窄表现。溃疡狭窄时内镜检查常受限，胃肠超声检查是很有价值的补充检查手段。

（钱清富　陈志奎）

第十二章

炎症性肠病

病例一

【病史】

男，58 岁，30 年前开始出现脐周阵发性闷痛，进食后加重，排气排便后可缓解，伴腹胀。20 年前行胃肠镜检查，活检病理诊断克罗恩病。10 年前腹痛、腹泻加重，伴排便困难，肠镜检查提示结肠不全梗阻，行部分结肠切除术。入院前复查肠镜提示克罗恩病伴肠狭窄。个人史、家族史无特殊。

【体格检查】

腹平坦，腹肌软，右下腹轻压痛，无反跳痛。

【实验室检查】

（1）粪便潜血试验阳性；

（2）C- 反应蛋白 16.51 ng/L。

【超声检查】

（1）回盲部及横结肠壁增厚伴溃疡，考虑克罗恩病；

（2）肠狭窄（图 12-1-1）。

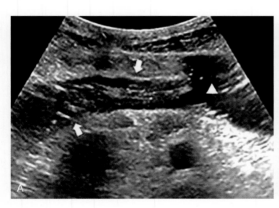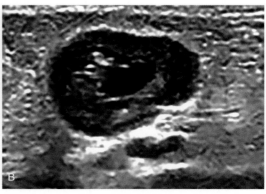

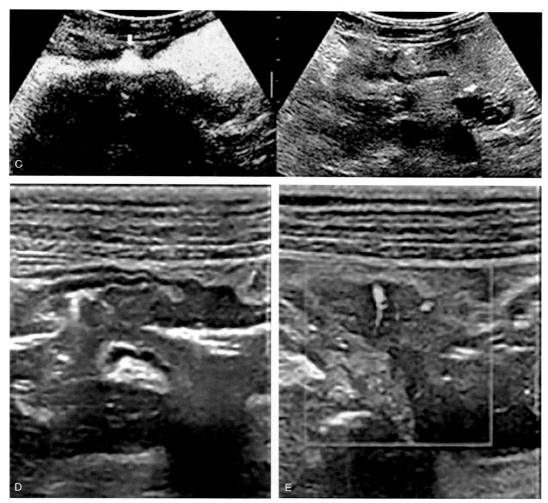

图 12-1-1　克罗恩病超声检查

　　A.横结肠局部肠壁增厚，肠腔狭窄（箭头），其左侧结肠壁相对正常（三角号）；B.病变段横结肠短轴切面，显示肠壁增厚，肠腔变窄；C.经肛门注入微泡悬液，患者右侧卧位，腔内超声造影显示横结肠狭窄段可见一溃疡"龛影"，深达浆膜层（箭头）；D.回盲部另见一异常增厚肠壁，肠腔不规则变窄，层次结构不清；E.增厚肠壁可见较丰富血流信号。

【内镜检查】

　　结肠术后；克罗恩病伴狭窄（图 12-1-2）。

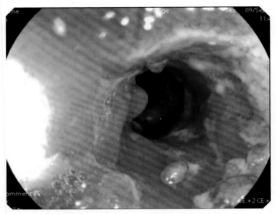

图 12-1-2　克罗恩病肠镜检查
各段结肠多发不规则溃疡及息肉。

【CT 检查】

考虑为克罗恩病（图 12-1-3）。

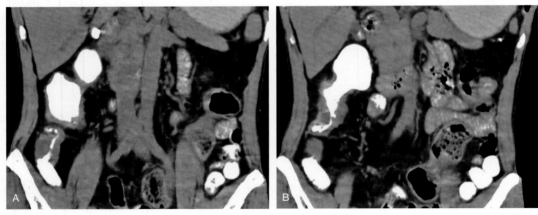

图 12-1-3　克罗恩病 CT 检查
A、B.冠状位重建显示结肠壁不规则增厚，局部肠腔狭窄。

【诊疗经过】

入院后完善各项检查，诊断克罗恩病（A3L3B2，简化 CDAI 评分 2 分），给予英夫利昔单抗等治疗，患者病情好转。

【解析】

患者克罗恩病诊断比较明确，内镜检查时发现结肠狭窄肠镜无法通过，临床无法判断肠狭窄是肠壁炎症或纤维化所致。经腹部超声检查发现横结肠壁增厚，回声不均，部分呈纤维条索样，似为纤维化所致肠腔狭窄。经肛门注入微泡悬液，通过抬高臀部、左侧卧位，促使微泡悬液流到结肠脾曲，再转为右侧卧位，使脾曲内微泡悬液流到狭窄的横结肠段。此时，通过超声造影可清晰显示病变段肠腔狭窄，并见一锥状龛影直达浆膜下，提示局部肠壁存在深溃疡。腔内微泡超声造影在发现肠壁溃疡方面比常规超声具有更高的敏感性与准确性。当肠腔狭窄内镜无法检查时，肠道超声检查是一种很有价值的补充手段。

超声检查还发现患者回盲部肠壁明显增厚，层次不清，肠腔狭窄，结合临床，考虑克罗恩病处于活动期。肠腔狭窄主要是由于肠壁炎症水肿所致，但无明显梗阻，继续内科药物治疗。

病例二

【病史】

男，21 岁，10 余年前无明显诱因出现反复腹泻，偶伴有血便，未诊治。5 个月前出现发热，体温最高达 39℃，伴腹泻，腹痛加剧，当地医院就诊，考虑"阑尾炎伴脓肿"，予"留置腹腔引流管及抗感染、补液"等处理，仍反复腹痛伴发热。10 天前再次出现右下腹痛伴发热，体温最高 38℃。个人史、家族史无特殊。

【体格检查】

体温 37.8 ℃，右侧腹壁置管。腹平坦，腹肌软，右下腹压痛明显，无反跳痛，移动性浊音阴性，肠鸣音 3 次 / 分。

【实验室检查】

（1）血 CRP 15.15 mg/L；

（2）粪便潜血试验 + 成人钙卫蛋白：阳性；

（3）肿瘤标志物：大致正常；

（4）结核感染 T 细胞检测阴性。

【超声检查】

（1）回结肠壁不均匀增厚，考虑克罗恩病；

（2）肠瘘及腹腔脓肿形成；

（3）肠周淋巴结肿大（图 12-2-1）。

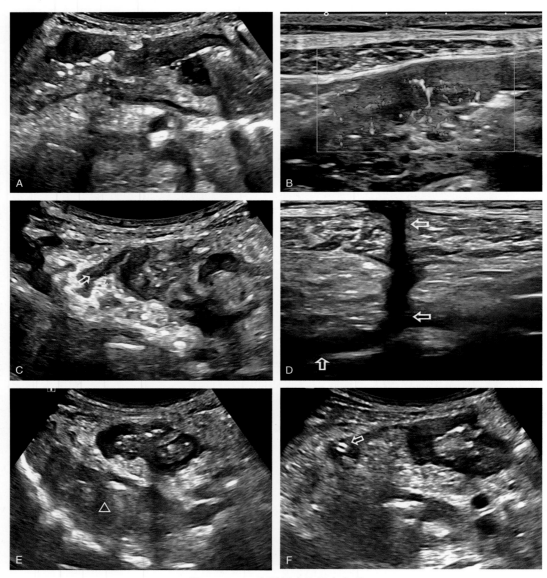

图 12-2-1 克罗恩病的超声表现

A. 回盲部肠壁增厚，最厚处约 1.2 cm，层次不清，浆膜层多处中断，肠腔狭窄；B. 肠壁血供增多；C. 肠瘘形成，断口宽约 0.4 cm（箭头）；D. 外瘘瘘管通向皮肤（箭头）；E. 肠周脓肿形成（三角号），下达右髂窝，界不清；F. 肠周脂肪组织增厚，回声增强，可见脓肿引流管（箭头）。

【胃肠泛影葡胺造影】

经右下腹腹腔引流管注入造影剂，回肠末段、回盲部显影，肠瘘？建议结合临床（图 12-2-2）。

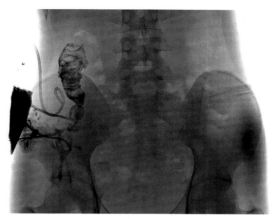

图 12-2-2 克罗恩病肠瘘 X 线造影检查

【CT 检查】

回盲部壁明显增厚伴周围渗出及小肠扩张积液，考虑炎性肠病可能，请结合临床（图 12-2-3）。

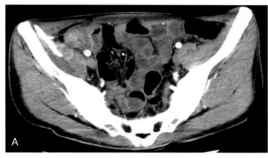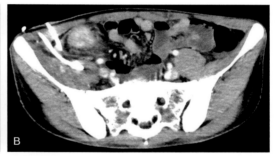

图 12-2-3 克罗恩病并肠瘘腹腔脓肿 CT 检查

A. 回盲部壁明显增厚，增强后明显强化；B. 盆腔内置管。

【诊疗经过】

入院后完善相关检查，考虑克罗恩病（A2L3B2+3），肠瘘（回肠末端、回盲部），腹腔脓肿（回盲部周围），予硫唑嘌呤抑制免疫，抗感染、调整肠道菌群等治疗，患者引流量较前明显减少，无发热、腹痛等不适。

【解析】

患者超声检查显示回盲部肠壁增厚，层次不清，结合临床表现、影像学检查、实验室检查及肠镜活检病理等，克罗恩病诊断成立。随着病程延长，克罗恩病发生并发症的风险增高，5 年并发症累计发生率为 48% ～ 52%，10 年为 69% ～ 70%。本例超声检查

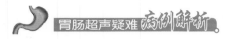

见肠壁浆膜层多处中断，肠周见脓肿形成，外瘘瘘管通向皮肤，肠腔狭窄，提示已出现肠狭窄、肠内外瘘及腹腔脓肿等并发症。

病例三

【病史】

男，18岁，4个月前出现肛周疼痛，伴坠痛感，偶有脓液流出，伴反复腹泻、食欲减退，偶有腹痛、腹胀，排便后可缓解。1个月前肛周疼痛较前加剧，偶伴畏冷、发热，最高体温达 38.6 ℃。发病以来体重减轻 5 kg。个人史、家族史无特殊。

【体格检查】

肛门指诊：肛管右侧壁触及一包块，径约 3 cm，触痛较明显。

【实验室检查】

（1）血常规：血白细胞 14.35×10^9/L、血红蛋白 87 g/L；

（2）C- 反应蛋白 59.59 mg/L；

（3）粪 OB、成人钙卫蛋白：阳性。

【超声检查】

（1）回肠及升结肠壁增厚，考虑克罗恩病；

（2）肛瘘、肛周脓肿形成（图 12-3-1）。

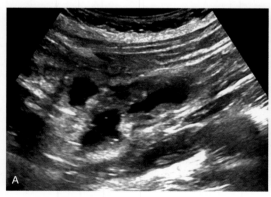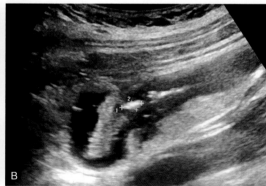

170

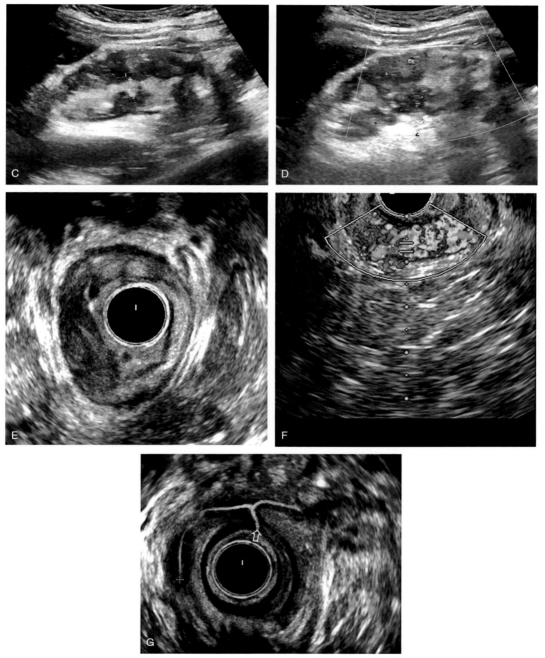

图 12-3-1　克罗恩病超声检查

A. 右中下腹小肠壁节段性增厚，最厚处约 0.5 cm，以黏膜层及黏膜下层为著；B. 小肠壁局部黏膜表面见斑点状强回声；C. 中上段升结肠增厚，肠壁层次消失，肠腔不规则变窄，内径约 0.7 cm；D. 增厚肠壁可见斑点状血流信号；E. 肛管壁不均匀增厚；F. 增厚肛管壁可见丰富动脉血流信号；G. 距肛缘 3 cm 肛管壁（截石位 1 点钟方向）连续性中断（箭头），有回声显像剂向肛管外呈线样延伸，可见多条分支。

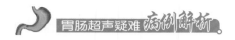

【MRI 检查】

右侧肛周异常信号，考虑脓肿伴炎症（图 12-3-2）。

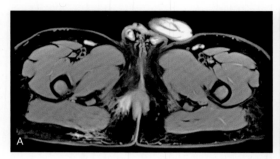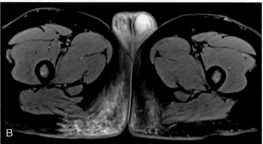

图 12-3-2　MR 盆腔平扫 + 增强检查

A. T2WI 序列显示右侧肛周斑片状稍长 T2 信号；B. 右臀部皮下稍长 T2 信号病变。

【内镜检查】

回肠末段、结肠多发溃疡：克罗恩病（图 12-3-3）?

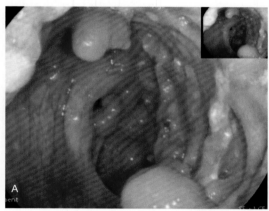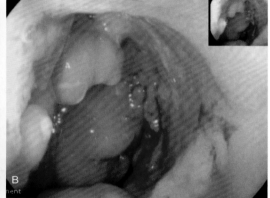

图 12-3-3　克罗恩病内镜检查

距回盲瓣 15～20 cm 见 2 处相邻的环腔溃疡，距肛缘约 70 cm 升结肠至盲肠见环腔生长溃疡，底不平，被白苔，周围黏膜见大量息肉样增生隆起。

【诊疗经过】

入院后完善相关检查，诊断"克罗恩病（A2L2B2p，活动期，中度），肛周病变、瘘管形成"明确，予以抑制免疫、抗炎等处理。

【解析】

患者为青年男性，肛瘘肛周脓肿就诊，血白细胞及中性比例、CRP、成人钙卫蛋白

等炎性指标升高。经腹部肠道超声检查显示右中下腹小肠壁节段性增厚，局部可见溃疡灶；升结肠壁不均匀性增厚，肠壁层次不清，肠腔不规则变窄，肠系膜增厚；肛瘘肛周脓肿形成；考虑为克罗恩病。临床综合病史、实验室检查、影像学检查、肠镜及活检病理检查，诊断为克罗恩病。

克罗恩病多见于中青年人，可累及全消化道，尤其多见于回盲部，病灶呈节段性分布，可浸润肠壁全层，肠道准备后行经腹部超声检查可较清晰显示小肠及结肠病变，可评估肠壁厚度、层次结构、肠腔有无狭窄、肠系膜有无增厚、淋巴结有无肿大、有无瘘管及腹腔脓肿，具有重要诊断价值。

直肠充盈后，经腹部超声检查可显示中上段直肠，但对直肠下段及肛管显示效果欠佳。经直肠腔内超声检查及经会阴超声检查可以清晰显示直肠及肛周病变。经肛门注入有回声显像剂后，动态观察可显示直肠及肛管瘘管，造影剂经瘘口、瘘管流到周围脓肿内，具有肯定的诊断意义。

经腹部超声检查难以显示肛管，经会阴超声检查对瘘管显示能力有限，尤其是瘘管较窄时更难以显示。经直肠腔内超声检查，端扫探头声束朝前，难以观察直肠下段及肛管壁。360°探头可垂直于肛管壁，视野好，本病例超声检查时采用经肛门灌注有回声显像剂进行检查，动态观察可清晰显示肛管瘘口及瘘管走形，以及肛周脓肿。

病例四

【病史】

男，25岁，反复排稀便伴肛瘘6年余，伴脐周刺痛，就诊当地医院诊断为肛瘘，行手术治疗（具体不详）。10天前肠镜检查发现距肛缘15～55 cm处肠壁多发节段性铺路石样改变，病理检查示黏膜慢性炎症伴糜烂、炎性肉芽肿形成。既往史、个人史、家族史无特殊。

【体格检查】

腹软，右下腹部压痛，无反跳痛，脐部偏右侧可触及2.5 cm×2.5 cm包块，质韧，轻触痛，活动度可。

【实验室检查】

（1）粪便检查：镜检白细胞2+，潜血试验阳性，钙卫蛋白阳性；

（2）血常规：血红蛋白79 g/L，CRP 55.82 mg/L；

（3）生化全套：白蛋白26 g/L。

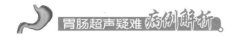
【超声检查】

回盲部及结肠壁异常声像改变，考虑克罗恩病（图 12-4-1）。

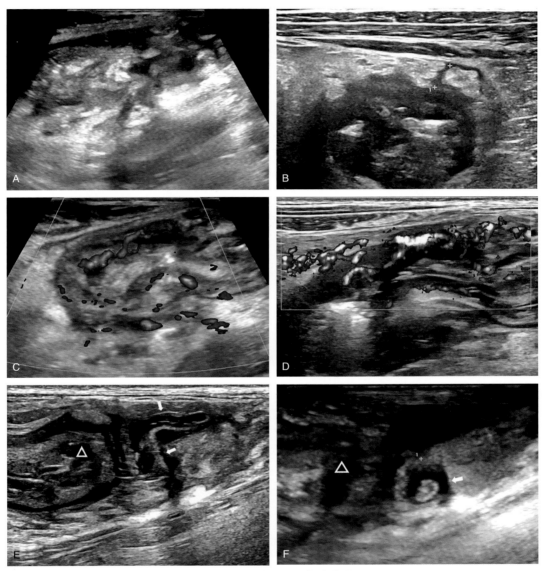

图 12-4-1　克罗恩病超声检查

　　A. 回盲部肠壁明显增厚，约 2.9 cm（双层肠壁直径），肠壁层次不清，局部浆膜层连续性中断；B. 短轴面可见条形低回声自固有肌层伸入肠周脂肪组织；C. 回盲部病灶可见较丰富血流信号；D. 末段回肠可见丰富血流信号；E. 盲肠（三角号）旁见阑尾（箭号）肿大，阑尾腔内积液；F. 短轴面显示阑尾增粗（箭头），外径约 1.0 cm，三角号示盲肠。

【MRI 增强检查】

（1）回盲部、升结肠、横结肠及降结肠肠壁增厚伴部分节段肠腔稍狭窄，考虑克罗恩病活动期可能；

（2）直肠壁增厚，请结合临床（图 12-4-2）。

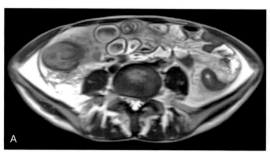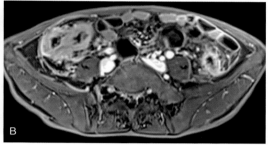

图 12-4-2　克罗恩病 MRI 检查

A. T2WI 序列显示回盲部肠壁增厚，厚度欠均匀；B. T1WI 增强扫描肠壁分层强化，肠周脂肪间隙不清晰，可见条片状渗出。

【诊疗经过】

入院后完善相关检查，克罗恩病诊断明确，予美沙拉嗪抑制肠道炎症，英夫利昔单抗以及保护胃肠黏膜等治疗，患者症状缓解。

【解析】

患者为青年男性，超声检查发现末段回肠、盲肠及结肠肠壁节段性增厚，以回盲部为著，肠壁层次不清，局部浆膜层中断，呈透壁性炎症改变，结合病史、肠镜及实验室检查，克罗恩病诊断成立。克罗恩病常累及回盲部，肠壁增厚，肠腔狭窄，血供较为丰富。本病例超声检查时还发现阑尾增粗，壁增厚，腔内积液，为克罗恩病炎症波及所致。

病例五

【病史】

男，24 岁，入院前 5 年余无明显诱因出现排黏液血便，伴里急后重，左下腹痛，排便后缓解。药物治疗后症状缓解（具体不详），期间反复发作。1 年前行肠镜检查考虑溃疡性结肠炎。2 周前上述症状再发。个人史及家族史无特殊。

【体格检查】

未见明显阳性体征。

【实验室检查】

（1）血常规 +CRP：白细胞计数 10.57×10^9/L，Hb 120.0 g/L，CRP 77.09 mg/L；

（2）血沉 30 mm/H；

（3）生化全套：白蛋白 27.5 g/L；

（4）粪便常规：镜检红细胞 3+，白细胞 2+，黏液 2+；

（5）粪便潜血试验阳性；

（6）肿瘤标志物 CA199+AFP+CEA：大致正常；

（7）结核感染 T 细胞检测阴性；

（8）免疫全套：大致正常。

【超声检查】

（1）结肠壁增厚伴散在溃疡灶，考虑溃疡性结肠炎；

（2）肠周淋巴结肿大（图 12-5-1）。

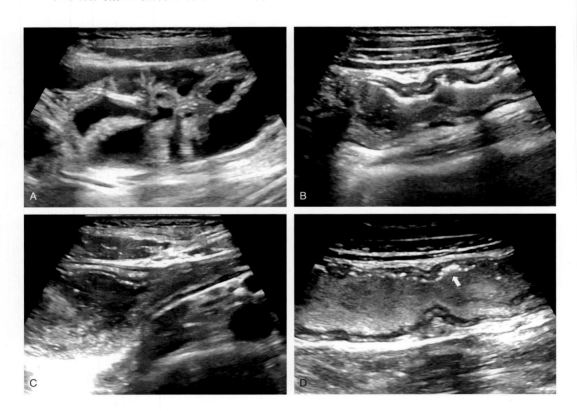

图 12-5-1　溃疡性结肠炎超声检查

　　A.小肠充盈良好，肠壁无增厚，肠腔无狭窄或扩张；B.结肠壁片状增厚，约 0.5 cm，肠壁层次大致可见；C.降结肠下段肠壁增厚，肠腔变窄；D.经肛门灌注有回声显像剂后，结肠腔充盈尚好，局部可见散在分布的溃疡灶（箭头），部分深达固有肌层。

【肠镜检查】

（1）溃疡性结肠炎（全结肠型）

（2）倒灌性回肠炎（图 12-5-2）?

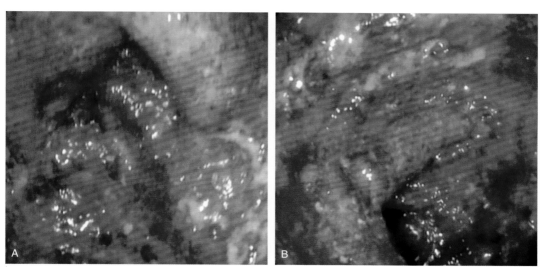

图 12-5-2　溃疡性结肠炎内镜检查

全结肠黏膜弥漫性水肿、糜烂、浅溃疡，大量黏液附着，间断见不规则稍大溃疡，部分深凿样。

【CT 平扫＋增强检查】

全结肠肠壁增厚，密度减低，伴腹腔及腹膜后多发稍肿大淋巴结，结合病史，考虑结肠炎，请结合临床（图 12-5-3）。

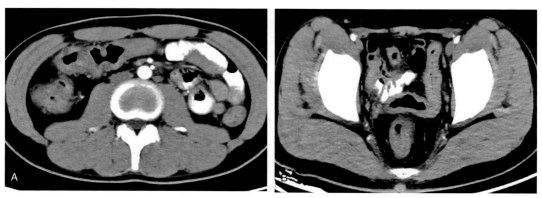

图 12-5-3　溃疡性结肠炎 CT 检查

全结肠肠壁增厚，密度减低，最厚约 1.5 cm，增强可见中等程度强化。A. 显示横结肠；B. 显示乙状结肠。

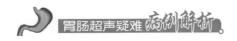
【病理检查】

（回肠末端、升结肠、降结肠）黏膜慢性活动性炎；（横结肠）黏膜慢性活动性炎伴小灶糜烂，间质小血管增生及炎细胞浸润；（乙状结肠）黏膜慢性活动性炎伴糜烂；（直肠）黏膜慢性活动性炎伴糜烂，间质见淋巴组织增生。

【诊疗经过】

入院后完善相关检查，考虑溃疡性结肠炎（全结肠型，活动期，重度），倒灌性回肠炎，予美沙拉嗪抗炎调节免疫、英夫利昔单抗等治疗，症状缓解。

【解析】

患者为年轻男性，反复排黏液血便5年，入院后行肠道超声检查显示小肠未见异常，病变位于结肠，呈弥漫性改变，主要位于黏膜层、黏膜下层，可见溃疡形成，符合溃疡性结肠炎的声像改变，结合肠镜检查及活检病理检查结果，溃疡性结肠炎诊断成立。

溃疡性结肠炎病变主要位于结直肠，经肛门灌注有回声显像剂可明显减轻肠腔内气体及内容物干扰，可较清晰显示结直肠壁，较准确测量肠壁厚度，有无溃疡或可疑恶变，肠腔有无狭窄等，提高超声诊断的准确性。

病例六

【病史】

男，43岁，5年前无明显诱因出现排脓血便，就诊当地医院，肠镜提示溃疡性结肠炎，长期规律服用药物治疗。7天前复查肠镜，活检病理诊断直肠低分化腺癌，部分为黏液腺癌。个人史、家族史无特殊。

【体格检查】

肛门指诊：距肛缘4cm处直肠壁触及一肿块，大小约3cm×2cm，质韧，指套退出染血。

【实验室检查】

（1）粪隐血试验阳性；

（2）肿瘤标志物：正常。

【超声检查】

（1）结肠壁增厚，考虑溃疡性结肠炎；

（2）直肠壁不均匀增厚，考虑溃疡恶变（图12-6-1）。

【MRI检查】

中位直肠癌，T1-2N1Mx（图12-6-2）。

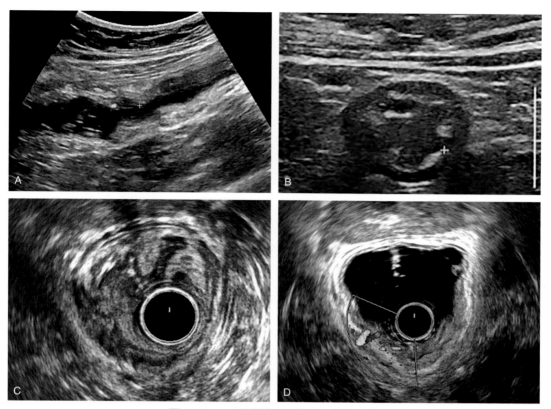

图 12-6-1　溃疡性结肠炎恶变超声表现

A.经腹部超声检查显示结肠壁局部增厚；B.短轴切面显示肠壁增厚，局部黏膜下层连续性中断，肠腔狭窄；C.经直肠腔内超声检查显示直肠壁局限性增厚，局部层次模糊不清，与固有肌层分界不清；D.病灶可见血流信号。

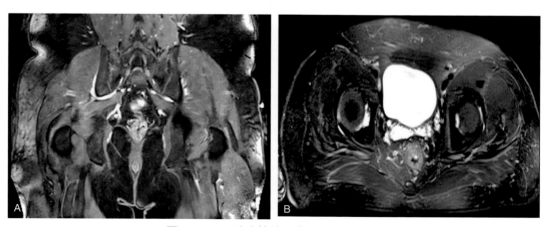

图 12-6-2　溃疡性结肠炎恶变 MRI 表现

A.T1WI 增强序列，直肠管壁增厚，不均匀强化；B.T2WI 序列，肠壁环周不均匀增厚，累及黏膜下层 – 固有肌层。

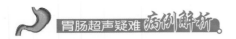

【诊疗经过】

入院后完善相关检查，无手术禁忌证，予行术中肠镜定位＋腹腔镜辅助全结肠切除＋腹会阴联合直肠癌根治术＋小肠单腔造口＋膀胱穿刺造瘘。术中肠镜定位见肿瘤下缘位于齿状线附近，距离肛缘约 4 cm。肠镜下见降结肠及横结肠左侧半多发溃疡，升结肠及横结肠右侧半黏膜可见散在白色瘢痕，考虑为溃疡性结肠炎愈合后改变。

【病理诊断】

直肠溃疡型中分化管状腺癌，部分呈黏液腺癌，部分呈印戒细胞癌，浸润肌层；其余肠管符合溃疡性结肠炎病理改变。

【解析】

这是溃疡性结肠炎恶变的病例。超声检查见结肠壁增厚，局部黏膜下层连续性中断，肠腔狭窄，结合肠镜检查，溃疡性结肠炎诊断明确；经直肠腔内超声显示直肠壁局限性增厚，局部层次模糊不清，与固有肌层分界不清，可见较丰富血流信号，需警惕恶变可能。

溃疡性结肠炎超声表现为结直肠壁弥漫性增厚，肠壁增厚，以黏膜层、黏膜下层增厚为主，少部分重症患者病变可累及肠壁全层，仅根据声像图表现，难与恶性肿瘤鉴别。溃疡性结肠炎诊断需结合临床、实验室检查、影像学检查及肠镜病理检查综合分析。溃疡性结肠炎可能发生恶变，确诊依赖于病理组织学检查。

病例七

【病史】

男，35 岁，1 年前无明显诱因出现左下腹胀痛，伴腹泻，排黏液样便，伴里急后重感。10 个月前左下腹出现圆形肿块伴胀痛，逐渐增大，行脓肿切开引流术。10 天前出现中下腹部包块，质硬，大小约 10 cm×10 cm，左下腹瘘口红肿，伴脓液流出。个人史、家族史无特殊。

【体格检查】

左下腹壁见一瘘口。下腹部触及一包块，大小约 10 cm×10 cm，压痛，无反跳痛。

【实验室检查】

（1）血常规：白细胞 20.77×10^9/L；

（2）C- 反应蛋白 141 mg/L；

（3）血沉 9 mm/H；

（4）降钙素原 0.232 ng/mL；

（5）粪 OB+ 成人钙卫蛋白：阳性。

【超声检查】

（1）结肠壁增厚，考虑溃疡性结肠炎；

（2）左下腹脓肿形成；

（3）膀胱左侧壁增厚，考虑炎症；

（4）直肠瘘并周围脓肿（图 12-7-1）。

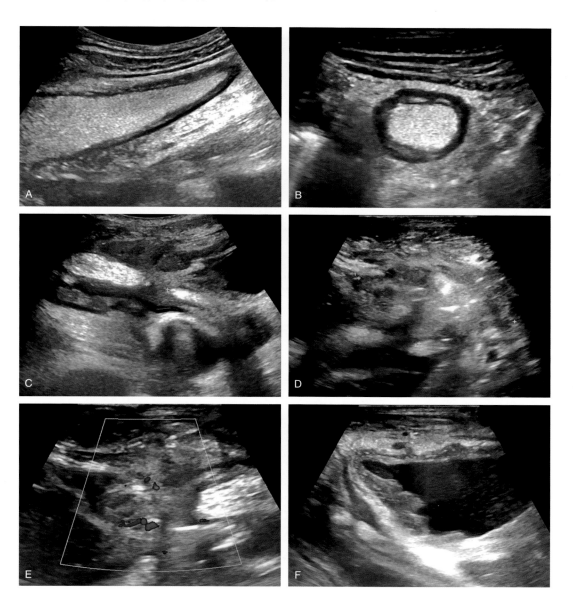

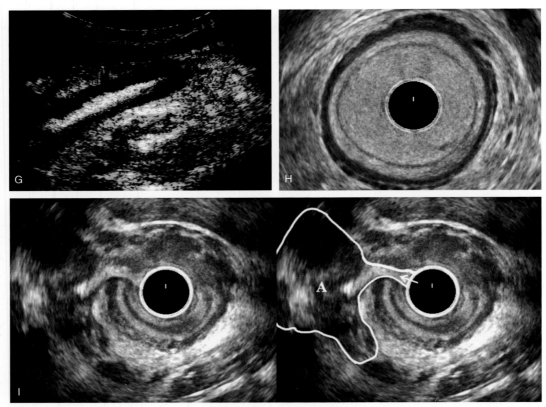

图 12-7-1　炎症性肠病超声检查

A.经肛门注入有回声显像剂后，显示降结肠下段逐渐变窄，肠壁稍增厚；B.短轴面显示降结肠壁增厚，层次欠清C.高位直肠狭窄，左前壁浆膜层及系膜高回声中断；D.肠周脓肿，回声不均，脓肿、直肠及膀胱壁分界不清；E.脓肿周边可见斑点状血流信号；F.膀胱左侧壁增厚；G.经肛门注入微泡稀释液，高位直肠腔明显狭窄，但未见造影剂外溢；H.经肛门注入有回声显像剂，直肠壁增厚，层次大致可见；I.360°探头扫查，距肛缘4 cm直肠壁（截石位10点钟方向）见一瘘管（箭头），宽径约0.3 cm，动态观察可见高回声显像剂外流，直肠周围见一回声不均脓肿（A），范围约3.6 cm×3.5 cm。

【MRI 检查】

（1）考虑炎症性肠病；

（2）直肠、乙状结肠交界处旁窦道形成伴肠旁炎性包裹；

（3）右侧直肠旁窦道形成伴肠旁炎性包裹；

（4）盆腔内多发稍大淋巴结（图 12-7-2）。

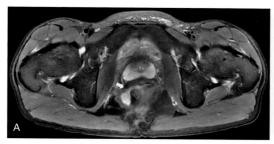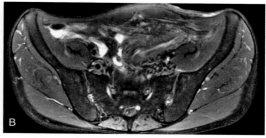

图 12-7-2 MR 盆腔平扫 + 增强检查

A. T2WI 序列显示直肠右侧壁连续性中断（箭头）；B.T2WI 序列显示乙状结肠壁增厚，肠腔狭窄。

【内镜检查】

溃疡性结肠炎（图 12-7-3）。

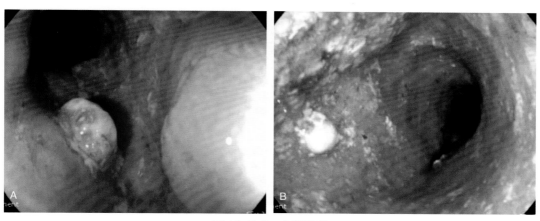

图 12-7-3 内镜检查

距肛缘约 35 cm 乙状结肠黏膜粗糙潮红，25 cm 以下肠腔稍狭小僵硬，黏膜充血，可见息肉，15 cm 以下直肠黏膜呈弥漫性充血糜烂，见脓性分泌物。

【诊疗经过】

入院后完善相关检查，考虑炎症性肠病并肠瘘、下腹壁及盆腔脓肿，予泰能、替拉宁抗感染治疗，诺仕帕解痉止痛，营养支持、脓肿置管引流等治疗。患者腹痛缓解，脓肿引流液明显减少，复查肠道超声，结肠壁增厚减轻。经肛门注入微泡造影剂稀释液，高位直肠左前壁可见一细条状增强瘘管与腹腔残余脓腔相通（图 12-7-4）。

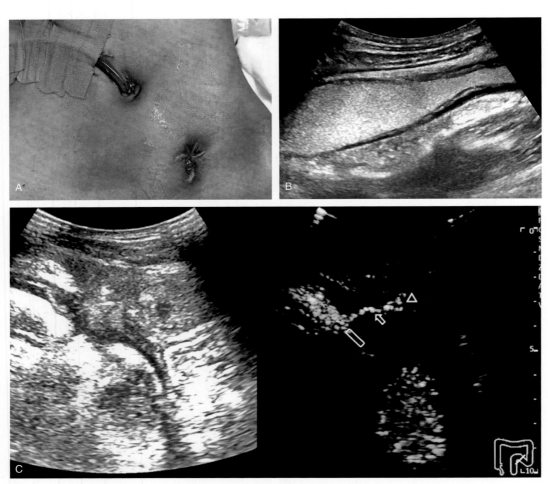

图 12-7-4　炎症性肠病治疗后超声复查

A.腹腔脓肿置管引流；B.降结肠壁增厚较前减轻；C.直肠腔内灌注微泡超声造影剂行超声造影，高位直肠狭窄充盈欠佳（长方号），其左前壁可见一细条形增强瘘管（箭头），与腹腔脓肿残腔（三角号）相通。

【解析】

　　患者为青年男性，腹痛、排黏液样便 1 年，合并腹腔脓肿 10 个月，肠镜、超声及 MRE 检查显示病灶局限于左半结肠、直肠，临床综合诊断为炎症性肠病未定型。炎症性肠病未定型是指无法区分克罗恩病和溃疡性结肠炎的一部分炎症性肠病，也有人称为"未定型结肠炎"。

　　本病例超声检查时，肠道超声检查显示病变局限在降结肠下段至高位直肠，局部肠壁浆膜层连续性中断，考虑为肠瘘及腹腔脓肿。经肛门注入微泡造影剂悬液，经腹部超声造影检查，未见造影剂溢出肠管外。由于患者肛周脓肿疼痛，端扫探头外径较大，患者无法耐受，故无法采用端扫探头检查。换用360°探头，结合有回声显像剂，可清晰显示直肠下段右侧壁瘘管形成，造影剂缓慢流入直肠周围脓肿内。

该患者初次行超声检查时，采用经肛门灌注微泡悬液进行超声造影检查，高位直肠左前壁并未见瘘管形成，而治疗后病情好转复查时，超声造影反而较清晰显示出瘘管。其原因考虑如下：①初次检查时，患者炎症比较严重，瘘管壁增厚，瘘管腔细小；经肛门灌注微泡悬液时，为防止微泡破裂及加重肠瘘，未行加压灌注，故进入瘘管内的微泡量极少，超声造影无法显示；②当患者炎症控制后，肠瘘瘘管壁增厚减轻，瘘管腔内压力减小，但瘘管仍未愈合。通过肛门灌注微泡造影剂悬液，嘱患者行走 15 min，微泡造影剂随着重力作用，经瘘管流到肠周残余脓腔，可较清晰显示瘘管。

（陈志奎 罗晓雯）

阑尾炎

第十三章

病例一

【病史】

男，8岁，1天前出现右下腹阵发性钝痛。既往史、家族史无特殊。

【体格检查】

右下腹压痛，可疑反跳痛。

【实验室检查】

（1）血常规：白细胞 27.89×10^9/L、中性粒细胞 26.02×10^9/L；

（2）CRP 105.08 mg/L。

【超声检查】

（1）阑尾增粗，近端管腔内粪石形成，阑尾管腔积液，考虑炎症；

（2）右下腹淋巴结肿大；

（3）盆腔少量积液（图 13-1-1）。

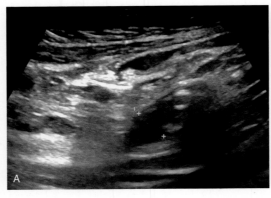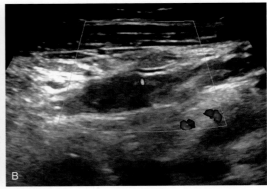

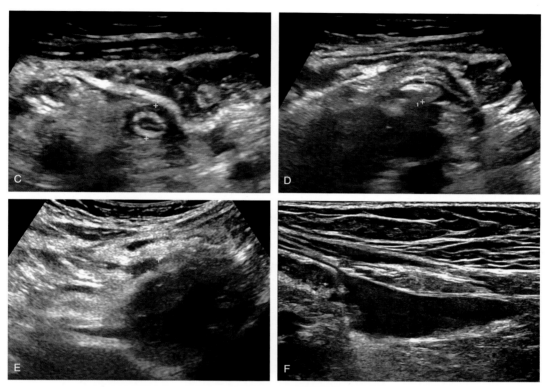

图 13-1-1　急性阑尾炎超声检查

A. 阑尾增粗，外径约 0.98 cm；B. 阑尾壁可见少量血流信号；C. 短轴切面显示增粗阑尾；D. 阑尾管腔近端粪石，大小约 0.85 cm×0.29 cm；E. 阑尾周围淋巴结肿大；F. 盆腔少量液性区。

【诊疗经过】

　　入院后完善相关检查，无明显手术禁忌证，于次日行腹腔镜下阑尾切除术，术中见腹腔内少许积脓，阑尾位于右下腹，盲肠外侧位，阑尾明显肿胀充血，直径约 0.9 cm，头端包裹少许脓苔。术后病理诊断：急性化脓性阑尾炎。

【解析】

　　急性阑尾炎是常见的外科急腹症，其临床表现具有一定的特征性，如转移性腹痛、右下腹压痛、反跳痛等。超声医师在遇到右下腹痛的急腹症小儿患者时，在排除泌尿系结石、肠套叠等常见的急腹症后，应充分考虑阑尾炎的可能性。该病应注意与肠系膜淋巴结炎鉴别，后者常见于儿童或青少年，常表现为右下腹或脐周痛，仅凭临床症状常不易区分。两者的超声鉴别要点在于能否准确找到阑尾，判断阑尾是否发炎。

　　该患者具有典型的急性阑尾炎的临床症状，血液检查结果亦提示患儿存在炎症。超声检查显示阑尾增粗，近端管腔内存在粪石，远端管腔内见液体聚积，且伴有右下腹阑尾周围淋巴结肿大，急性阑尾炎诊断成立。

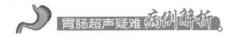

病例二

【病史】

男，4岁7个月，发热3天、腹痛2天。既往史、家族史无特殊。

【体格检查】

全腹胀，腹肌较紧张，拒按，肠鸣音稍弱。

【实验室检查】

（1）血 CRP 163.66 mg/L；

（2）降钙素原 6.60 ng/mL；

（3）血常规：白细胞 9.19×10^9/L，中性粒细胞百分数 76.7%。

【超声检查】

（1）阑尾增粗，考虑急性阑尾炎，穿孔可能；

（2）小肠梗阻；

（3）腹腔少量积液（图 13-2-1）。

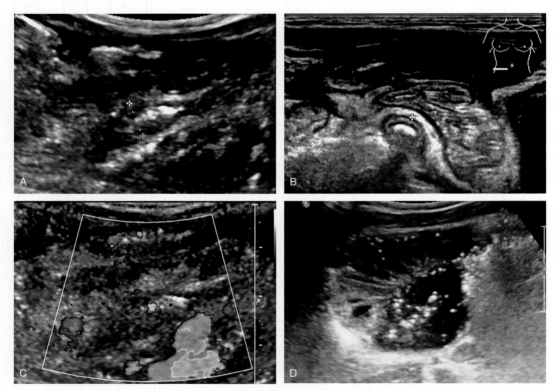

图 13-2-1　急性阑尾炎并穿孔超声检查

　　A. 阑尾不均匀增粗，较粗处约 0.9 cm；B. 阑尾粪石，约 0.7 cm×0.3 cm；C. 阑尾周围回声不均团块，可见少量血流信号；D. 小肠扩张，较宽处约 3.7 cm。

【诊疗经过】

入院后完善相关检查，无明显手术禁忌证，予行腹腔镜下阑尾切除术＋腹腔脓肿清除＋肠粘连松解，术中见部分网膜、小肠与腹壁粘连，右下腹及腹盆腔内见大量黄色脓液。留取少量脓液送培养。阑尾位于盲肠盆位，大小约 6 cm×1 cm，肿大、表面充血、化脓，末段见一粪石嵌顿并穿孔。

【解析】

粪石导致的梗阻是急性阑尾炎常见的发病原因。当阑尾近端的粪石阻塞阑尾腔后，阑尾黏膜继续分泌黏液，导致管腔内压力增高，阑尾壁血运发生障碍，加剧阑尾炎症的发展，最终导致阑尾坏死、穿孔，继而引发弥漫性腹膜炎、脓毒血症或感染性休克等。

超声检查显示阑尾近端存在粪石回声，阑尾增粗，壁增厚，远端阑尾壁连续性中断，周围见由网膜包裹形成的回声不均团块，结合患者的临床症状和血液检查结果，考虑阑尾炎症伴穿孔。

病例三

【病史】

女，66 岁，反复右下腹闷痛 2 年，再发 20 天。既往史、个人史、家族史无特殊。

【体格检查】

右下腹轻压痛，无反跳痛。

【实验室检查】

血常规、尿常规、粪常规、肿瘤标志物、生化全套、凝血全套：大致正常。

【超声检查】

（1）考虑阑尾慢性炎症伴周围积液；
（2）回肠末段及盲肠壁增厚（图 13-3-1）。

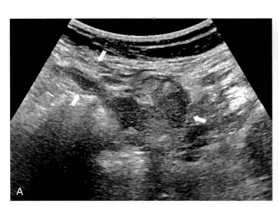
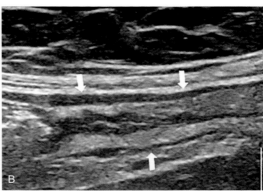

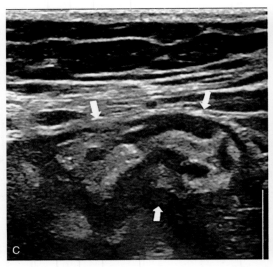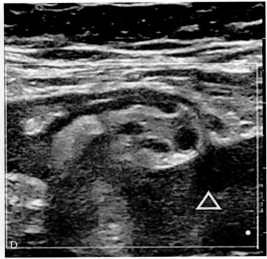

图 13-3-1　慢性阑尾炎急性发作超声检查

A.阑尾增粗（双箭头），其远端明显肿大（右侧箭头），层次不清，边界不清；B.高频超声显示近端阑尾增粗（箭头），层次大致可见；C.高频超声显示远端阑尾增粗（箭头），层次不清；D.CDFI 显示肿胀阑尾未见明显血流信号，阑尾周围积液（三角号）。

【全腹 CT 检查】

阑尾增粗，周围脂肪间隙模糊，考虑阑尾炎（图 13-3-2）。

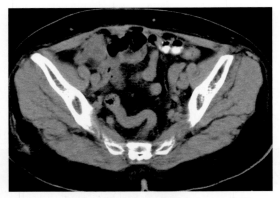

图 13-3-2　慢性阑尾炎急性发作 CT 检查

【诊疗经过】

入院后完善相关检查，无明显手术禁忌证，予行腹腔镜下阑尾切除术。术中见阑尾位于盲肠前下位，长约 4 cm，呈卷曲状，头端明显增大，直径约 1.5 cm，与右下腹壁明显粘连，根部直径约 0.8 cm，阑尾及其系膜轻度充血、水肿，未见明显脓苔，未见坏疽穿孔。

【病理诊断】

镜下呈慢性阑尾炎急性发作改变，浆膜下层见黏液湖形成伴多量急慢性炎症细胞浸润及巨细胞反应，另见脂肪坏死结节形成。

【解析】

该患者反复右下腹闷痛 2 年，具有典型的慢性阑尾炎的临床症状，超声检查见阑尾增粗，远端明显肿大，层次不清，且伴有阑尾周围积液，结合病史，考虑慢性阑尾炎急性发作。

慢性阑尾炎相对少见，临床上大致可分为反复发作性阑尾炎和慢性阑尾炎两大类。前者多有明确急性阑尾炎病史，此后反复发作，但临床表现较急性阑尾炎轻，诊断较为容易。后者没有急性阑尾炎发作史，症状隐晦，体征多不确切，诊断困难，容易误诊。据统计，临床诊断为慢性阑尾炎的患者，手术后约 35% 症状无改善，均为其他疾病误诊为慢性阑尾炎。故超声诊断慢性阑尾炎应注意结合病史、声像表现，并注意做好鉴别诊断，避免误诊。

（张秀娟　林　敏）

第十四章

胃肠先天异常

病例一

【病史】

男，47岁，吞咽阻塞感半年。既往史、个人史、家族史无特殊。

【体格检查】

未见明显阳性体征。

【实验室检查】

血常规、生化全套：大致正常。

【超声检查】

考虑食管憩室（图 14-1-1）。

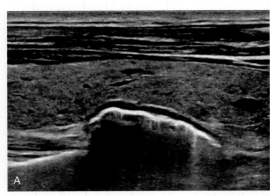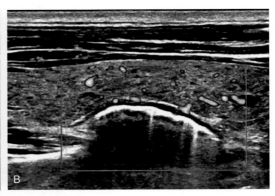

图 14-1-1　食管憩室超声检查

　　A. 甲状腺左叶中下部后方见一回声不均结节，大小约 2.3 cm×1.6 cm×1.4 cm，界尚清，内见气体强回声，吞咽时可见气体强回声移动；B.结节内无血流信号。

【食管 X 线造影】

考虑食管上段憩室。

【颈胸部 CT 检查】

考虑食管憩室。

【术中所见】

憩室囊大小约 $2.0\,cm \times 1.7\,cm \times 1.5\,cm$，憩室周围见炎性粘连。

【病理检查】

食管憩室。

【解析】

患者出现吞咽阻塞感半年，超声检查显示甲状腺左叶后方一团块，内见气体强回声，吞咽时可见气体强回声移动，符合食管憩室的声像表现，结合外院食管造影及 CT 检查结果，食管憩室诊断成立。超声所能显示的食管憩室多位于颈部，患者症状多较明显，临床上以外科治疗为主。当憩室较小、症状轻微或年老体弱者可采用保守治疗。

病例二

【病史】

女，64 岁，反复出现进食后腹胀、恶心。既往发现高血压病及慢性萎缩性胃炎。

【体格检查】

未见明显阳性体征。

【实验室检查】

血常规：白细胞计数 $15.9 \times 10^9/L$，中性粒细胞 77.6%。

【超声检查】

考虑十二指肠憩室（图 14-2-1）。

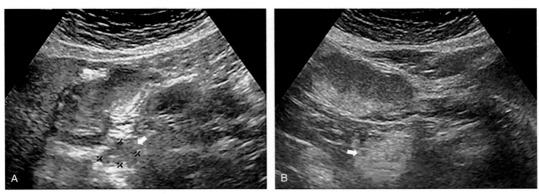

图 14-2-1　十二指肠憩室超声检查

A.胰头右侧见一液性区（箭头），范围约 2.0 cm×1.3 cm，透声差；B. 口服有回声型显像剂后，憩室（箭头）呈高回声，体积增大。

【上腹部 MRI 平扫 + 增强检查】

十二指肠降段旁囊性灶，考虑憩室可能性大。

【病理检查】

胰十二指肠憩室，黏膜轻度慢性炎。

【解析】

部分十二指肠憩室在常规超声检查中容易被误认为是囊肿，口服有回声显像剂后有助于鉴别诊断。憩室与十二指肠相通，口服胃肠显像剂可进入憩室内，憩室的轮廓、大小能够清晰显示，而囊肿为闭合囊性结构，囊内不会出现胃肠显像剂。本病例憩室体积较小，常规超声显示较困难，口服有回声显像剂后，可较清晰显示憩室。

病例三

【病史】

女，65 岁，反复上腹绞痛 2 年，加重 1 个月，放射至腰背部，伴反酸、烧灼感。外院胃镜检查提示十二指肠憩室。

【体格检查】

腹肌软，上腹部轻压痛，无反跳痛，未触及包块。

【实验室检查】

粪便潜血试验阴性；

肿瘤标志物（AFP+CA199+CA125+CEA）：大致正常。

【超声检查】

考虑十二指肠降部憩室（图 14-3-1）。

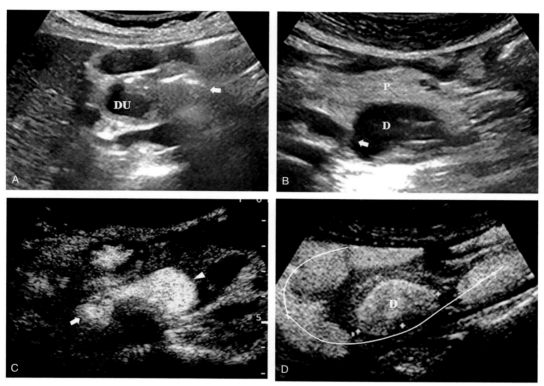

图 14-3-1　十二指肠憩室的超声检查

　　A. 十二指肠降部（DU）内侧见一含气体混合回声区（箭头）；B. 饮水后显示出囊袋样结构（D），范围约 3.6 cm×2.2 cm，其外侧可见通道（箭头）与十二指肠相连，P 为胰腺；C. 口服微泡超声造影剂悬液后，憩室增强（三角号），其外侧与十二指肠（箭头）相通；D. 十二指肠长轴切面，显示十二指肠（C 形线条），及降部内上方的憩室（D）。

【数字胃肠造影】

十二指肠憩室（图 14-3-2）。

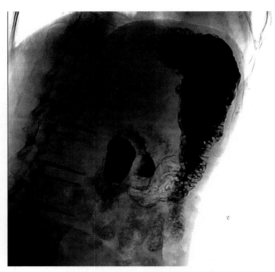

图 14-3-2　十二指肠憩室钡剂造影

十二指肠上段下缘见一囊袋状突出，约 2.8 cm×4.2 cm，收缩可见排钡现象。

【上腹 CT 检查】

考虑十二指肠憩室（图 14-3-3）。

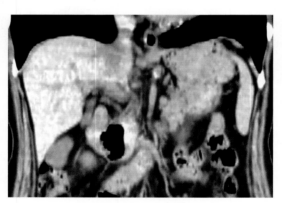

图 14-3-3　十二指肠憩室 CT 检查

【诊疗经过】

入院后完善各项检查，无手术禁忌证，行机器人十二指肠降部憩室切除＋胆总管切开探查＋支架引流＋胆囊切除＋空肠造瘘术。术中向左侧翻起十二指肠，见降部胰头区隆起，可触及一肿物，大小约 5 cm×4 cm，质软，边界不清，表面被覆胰腺组织，周围可见散在肿大淋巴结。

【病理诊断】

（十二指肠憩室）符合憩室。

【解析】

十二指肠憩室多位于降段凹面，而超声检查多难以清晰显示十二指肠降部，年老体胖者检查更为困难。此外，憩室内常含有较多量气体或食物，平卧位超声检查常显示气体强回声，难以清晰显示囊腔囊壁，故常规超声检查常发生漏诊。本病例在超声检查时采用口服胃肠显像剂等方法清晰显示十二指肠憩室，得到准确诊断。

口服超声显像剂并掌握一定检查技巧是提高十二指肠憩室超声诊断准确性的关键：①憩室多开口于降部凹面，可嘱患者左侧卧位，通过探头挤压等方式，促使憩室内气体移出并进入十二指肠内，有利于超声显示憩室；②对于肠道气体较多者，可嘱患者使用开塞露等促使排便后再检查；③饮水或口服有回声显像剂，通过变换体位促使液体进入憩室内，可较清晰显示憩室甚至其开口；④年老体胖者，图像显示较差者，可口服超声微泡悬液，通过造影模式可提高憩室的显示率。

病例四

【病史】

男，3岁2个月，2天前无明显诱因出现腹痛，以脐周明显，呈阵发性，无发热、呕吐。

【体格检查】

腹部平软，右下腹轻压痛，无反跳痛，未触及包块。

【实验室检查】

血常规、生化全套：大致正常。

【超声检查】

考虑梅克尔憩室（图14-4-1）。

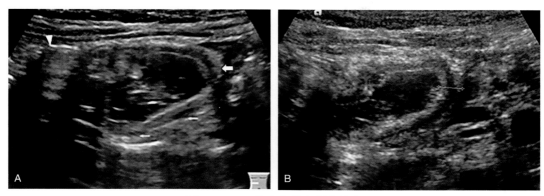

图 14-4-1 梅克尔憩室超声检查

A. 右侧腹异常肠襻，范围约 2.5 cm×1.5 cm，一端为盲端（箭头），一端与回肠（三角号）相连；B. 憩室壁层次清晰，壁厚约 0.4 cm。

【诊疗经过】

入院后完善相关检查，无手术禁忌证，行腹腔镜梅克尔憩室切除术＋回肠回肠吻合术。术中于距回盲部 20 cm 回肠侧壁近系膜处见游离多余肠管，长约 5.0 cm，末端呈盲端，膨大呈囊肿状，宽径约 2.0 cm；近端宽径约 1.5 cm，与正常肠管相通；多余肠管与肠系膜粘连，可见自肠系膜根部单独血管分支供应该段肠管。

【病理诊断】

（回肠）符合梅克尔憩室，内含胃黏膜组织及肠黏膜组织（图 14-4-2）。

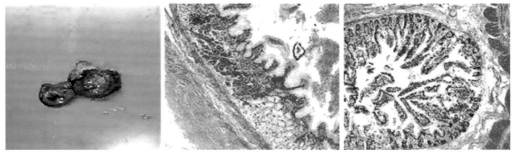

图 14-4-2 梅克尔憩室病理检查

【解析】

患儿腹痛就诊，超声检查显示右侧腹异常肠襻，考虑梅克尔憩室。术中显示多余肠管位于近系膜处，术后病理诊断为梅克尔憩室伴异位胃肠黏膜组织。梅克尔憩室位于回肠末段，一端为盲端，另一端与小肠相通，大多开口于肠系膜对侧缘，少部分位于系膜侧。患者通常无症状，部分梅克尔憩室合并异位胰腺或胃黏膜组织，可发生各种并发

症，出现腹痛、呕吐等症状。

梅克尔憩室就诊的多为小儿，超声检查无辐射损伤，可作为首选影像检查方法。小儿腹壁较薄，穿透性好，可采用中高频率探头，图像分辨率高，能清晰显示梅克尔憩室解剖结构及与周围肠管的关系，并可评估血供情况，具有重要应用价值。

病例五

【病史】
男，10 个月，22 小时前出现血便，为暗红色柏油样便，量约 50 mL，无呕吐。

【体格检查】
血压 80/40 mmHg，腹部平坦，肠鸣音较活跃，6 ~ 7 次 / 分，余腹部体格检查未见异常。

【实验室检查】
血常规：门诊查血红蛋白 88.0 g/L；入院后复查，血红蛋白 58 g/L。

【超声检查】
考虑梅克尔憩室继发炎症（图 14-5-1）。

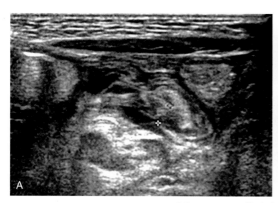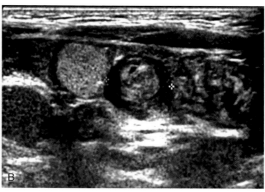

图 14-5-1 梅克尔憩室炎的超声检查

A、B.脐下偏右下腹腔内一段异常形态肠袢，范围约 2.7 cm×1.4 cm×1.2 cm，位置较固定，壁稍厚，约 0.4 cm，肠周可见低回声渗出，系膜回声增强。

【诊疗经过】
入院后完善相关检查，无手术禁忌证，行腹腔镜下小肠病损切除术（梅克尔憩室）+ 腹腔镜下肠粘连松解术 + 小肠吻合修正术。术中于距离回盲部约 40 cm 处回肠见一憩室，约 4 cm×2 cm×1 cm，长条形，末端增粗呈分支样（图 14-5-2）。其余可见的肠管未发现明显异常，局部肠管粘连。

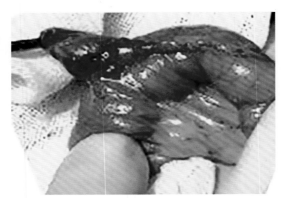

图 14-5-2　术后标本

【病理诊断】

（回肠）间质出血，符合梅克尔憩室炎症伴出血。

【解析】

憩室炎是梅克尔憩室最常见的并发症，当憩室开口较窄时，其内容物及其分泌物排出不畅，易滋生细菌导致炎症甚至穿孔。由于分泌物积聚及肠壁炎性反应可形成局部液性包块，超声检查较容易发现病灶。该患儿血便就诊，超声检查显示右下腹异常肠襻，壁厚，肠周积液，考虑梅克尔憩室继发炎症，术后病理确诊为梅克尔憩室炎伴出血。

病例六

【病史】

女，1 岁，2 个月前出现间断腹痛，大便隐血阳性，无发热、呕吐、哭闹不安，无呕血、血尿、皮疹。

【体格检查】

未见明显阳性体征。

【实验室检查】

血常规：大致正常。

【超声检查】

考虑梅克尔憩室继发肠套叠（图 14-6-1）。

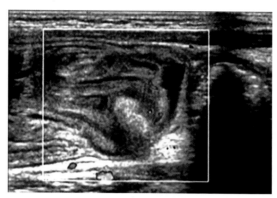

图 14-6-1　梅克尔憩室并肠套叠超声检查

右下腹到中下腹水平见一"同心圆"样包块，横截面约 3.2 cm×2.6 cm，内见一段异常肠襻，范围约 2.0 cm×1.7 cm×2.0 cm，套入段肠壁可见血流信号。

【诊疗经过】

入院后完善相关检查，无手术禁忌证，行腹腔镜探查，于距离回盲部约 50 cm 处回肠见一憩室，约 3 cm×2 cm×1 cm，呈囊状突入肠腔内，憩室表面色灰白，黏膜明显充血水肿，其余可见的肠管未发现明显异常，局部肠管粘连。

【病理诊断】

（回肠）符合梅克尔憩室，部分肌壁出血伴血管增生、充血及炎细胞浸润。

【解析】

肠套叠是梅克尔憩室致肠梗阻较常见类型，常发生于幼儿期以后。憩室呈圆锥形，基底较宽，当肠功能紊乱，肠蠕动增强时，可使憩室顶端翻转套入回肠腔内，成为肠套叠的起点，形成肠套叠。部分憩室不翻入回肠，而是与肠管一同套入远端肠管形成肠套叠。

该患儿腹痛 2 个月就诊，超声检查呈典型肠套叠表现，在套入部见一异常肠襻，考虑为梅克尔憩室。患儿病程较长，无明显呕血、便血、发热等表现，术中显示为憩室突入肠腔内，周围肠管未见明显异常，可见套入回肠内的部分主要为憩室，憩室发生炎性出血，但并未引起明显肠缺血坏死。

病例七

【病史】

女，出生后气促 1 小时入院，其母中孕期Ⅲ级超声筛查提示胎儿胃泡内上方囊性包块，大小约 2.0 cm×0.9 cm。家族史无特殊。

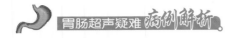

【体格检查】

腹部查体未见明显异常。

【实验室检查】

血生化全套、血常规：未见异常。

【超声检查】

胃底后壁囊性包块，考虑胃重复畸形或囊性畸胎瘤（图14-7-1）。

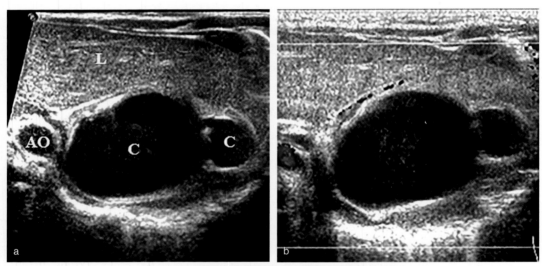

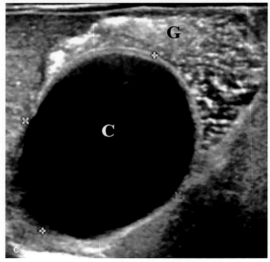

AO：腹主动脉；C：囊性包块；G：胃；L：肝脏。

图14-7-1　胃重复畸形超声检查

a.胃底后壁囊性包块，范围约4.1 cm×2.6 cm，以两个相邻的大囊为主，囊内透声差；b.未见血流信号；c.包块大部分突向胃腔，与胃腔不相通。

【MRI检查】

左上腹部多囊性占位，考虑胃重复畸形，淋巴管囊肿待排除（图14-7-2）。

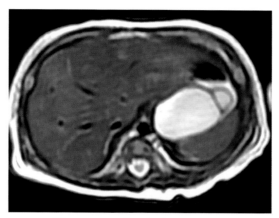

图14-7-2 胃重复畸形MR检查

T2WI序列显示左上腹囊性高信号。

【诊疗经过】

入院后完善相关检查，无明显手术禁忌证，予剖腹探查。术中胃前壁贲门处见一囊肿，与胃共用浆肌层，沿肿物下方切开胃浆肌层，暴露囊肿，完整分离囊肿，见囊肿范围约5 cm×4 cm×3 cm，边界清楚，由两个囊肿组成，有完整囊壁，和胃有独立的黏膜组织，切开囊肿，见囊液为透明胶冻状。

【病理诊断】

（胃）囊壁被覆单层黏液柱状上皮，被覆上皮下可见胃小凹样腺体，上皮未见异型（图14-7-3）。

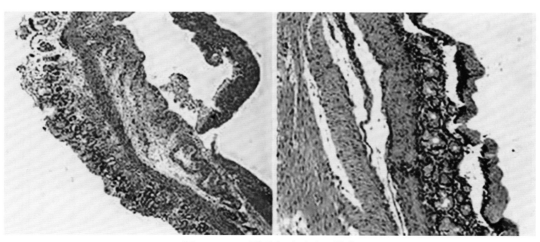

图14-7-3 胃重复畸形病理检查

结合术中所见，临床诊断为胃重复畸形。

【解析】

患儿在母亲孕期超声检查时已发现胃泡内囊性包块，出生后经腹部超声检查考虑为胃重复畸形。胃重复畸形以囊肿型多见，囊肿与胃腔不相通，位于黏膜下层或肌层，内为黏液样分泌物，超声显示为透声较差的囊性肿物突入胃腔内。高频探头可清晰显示囊肿数目、位置、囊壁及内部回声，具有重要的诊断价值。

病例八

【病史】

女，3岁，3年前外院体检发现腹腔囊性包块，大小约2cm×2cm。2天前突发脐周阵发性钝痛，伴呕吐少量黄绿色胃内容物。家族史无特殊。

【体格检查】

腹稍胀，未见胃肠型及蠕动波，腹肌软，无压痛，右中下腹部触及一肿块，大小约4cm×3cm，活动度可。

【实验室检查】

血常规、C-反应蛋白：未见异常。

【超声检查】

右下腹囊性包块，考虑肠重复畸形（图14-8-1）。

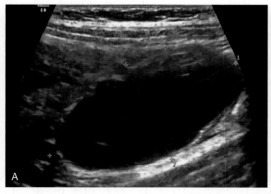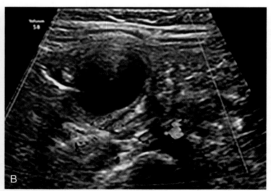

图14-8-1 肠重复畸形超声检查

A. 右下腹囊性包块，大小约4cm×2.5cm，呈椭圆形，界尚清；B. 囊壁可见点状血流信号。

【诊疗经过】

入院后完善相关检查，无明显手术禁忌证，予行腹腔镜辅助下肠肿物切除术＋肠粘连松解术＋阑尾切除术。术中于回盲部肠管肠系膜缘见一大小约4.0 cm×3.0 cm×2.0 cm囊性肿物，边界尚清，质地中等。肿物与周围肠管、腹壁粘连，未压迫肠腔。术后诊断回盲部肿物、肠重复畸形。

【解析】

患儿出生后即发现腹腔囊性肿块，2天前出现腹痛就诊，超声检查显示病灶位于右下腹，明显增大，考虑肠重复畸形。肠重复畸形以婴儿期多见，小肠尤其是回肠为好发部位，超声检查应注意观察病灶与肠管关系、囊壁层次，有无并发症等。

病例九

【病史】

男，13岁，下腹部闷痛4天，外院MRI检查提示畸胎瘤。既往史、个人史、家族史无特殊。

【体格检查】

未见明显阳性体征。

【实验室检查】

血常规、血生化全套：大致正常；

肿瘤标志物：神经元特异性烯醇化酶18.46 ng/mL。

【超声检查】

考虑畸胎瘤（图14-9-1）。

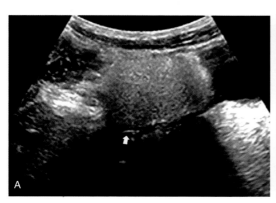
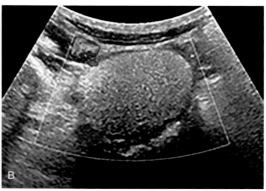

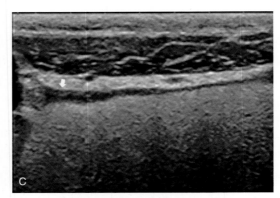

图 14-9-1　肠重复畸形超声检查

A.膀胱右上方囊性包块，大小约 6.2 cm×3.5 cm，内见密集点状高回声，似可见肠壁"强－弱－强"回声（箭头）；B.病灶未见血流信号；C.高频超声显示囊性包块，前壁局部可见"强－弱－强"回声（箭头）。

【诊疗经过】

入院后完善相关检查，无明显手术禁忌证，行腹腔镜探查＋肠旁肿物切除术。术中由回盲部往近端探查小肠，距回盲部 60 cm 处小肠旁（邻系膜侧）见一肿物，大小约 8 cm×7 cm×6 cm，将肿物连同肠管一并提出体外，沿肿物周围超声刀逐步游离，小肠侧壁与肿物粘连紧密无法剥离，予 45mm 强生切割闭合器离断小肠侧壁完整切除肿物，检查肠壁闭合完好无狭窄，还纳小肠。

【病理诊断】

小肠肿物符合肠重复畸形。

【解析】

胃肠重复畸形囊内多呈无回声，而本例病灶呈强回声，与囊内充满油脂样物的成熟囊性畸胎瘤声像表现极为相似，术前影像学检查均误诊为畸胎瘤。通过回顾分析存储超声图片（图 14-9-1A），似可见局部囊肿壁存在"强－弱－强"三层肠壁结构，有助于肠重复畸形诊断。该病例误诊原因主要有以下几点：①检查医师对本病认识不足；②肿物张力较大，囊壁"强－弱－强"三层肠壁结构不甚清晰；③囊内回声不典型。

病例十

【病史】

男，7 岁，反复腹痛伴呕吐 3 年，再发 1 天。家族史无特殊。

【体格检查】

腹部平软，未及包块，未见肠型及蠕动波，脐周及下腹轻压痛，无反跳痛，移动性浊音阴性。

【实验室检查】

血常规、生化检查：未见异常。

【超声检查】

肠系膜上动静脉异常，考虑肠旋转不良（图 14-10-1）。

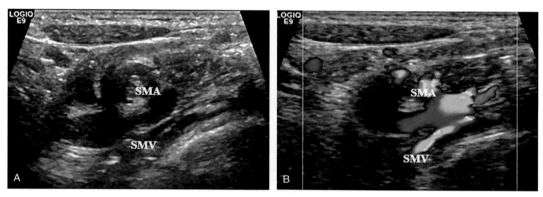

图 14-10-1　肠旋转不良超声检查

A、B.肠系膜上静脉（SMV）包绕肠系膜上动脉（SMA），呈旋涡状。

【CT 检查】

中腹部肠系膜扭转改变，肠管无梗阻缺血改变。

【钡灌肠数字造影】

乙状结肠冗长，结肠肝曲位于右上腹部，降结肠盘曲于腹部中线水平，考虑肠旋转不良。

【诊疗经过】

入院后完善相关检查，无明显手术禁忌证，予行腹腔镜下 Ladd's 手术 + 腹腔镜下附带阑尾切除术，诊断先天性肠旋转不良，肠梗阻。

【解析】

患儿 7 岁，反复腹痛伴呕吐 3 年，超声显示肠系膜上静脉包绕肠系膜上动脉，呈旋涡状改变，考虑肠旋转不良，经其他影像学检查及手术证实。肠旋转不良大多发生于新生儿，也有部分见于婴幼儿，甚至年长儿。

对于腹痛呕吐就诊的患儿，超声可通过观察肠系膜上动静脉位置关系，初步筛查是

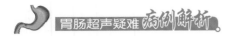

否存在肠旋转不良，"漩涡征"是肠旋转不良特征性的表现。

病例十一

【病史】

女，34 岁孕妇，因 31^{+2}W 于外院行产前超声检查发现胎儿局部肠管扩张，考虑肠旋转不良转诊于我院。既往产检未见异常。个人史、家族史无特殊。

【超声检查】

（1）胎儿右侧胸腔少量积液、脾周极少量积液；

（2）胎儿肠管扩张、局部肠壁回声增强（2 级），腹膜回声增强（炎症性？）；

（3）羊水过多（图 14-11-1）。

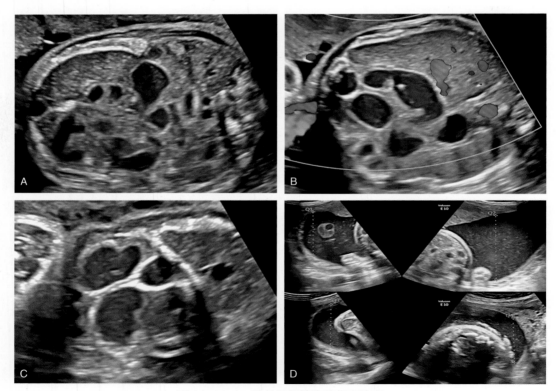

图 14-11-1　胎儿肠闭锁产前超声检查

A.腹膜增厚、回声增强；B.肠管广泛扩张，最大内径约 1.79 cm；C.局部肠管壁回声增强（2 级）；D.羊水过多，羊水指数 25.39 cm，羊水最深径 8.44 cm。

【诊疗经过】

孕妇在外院分娩，产后新生儿腹部超声检查提示（1）腹腔部分肠管扩张，部分肠管细小；肠闭锁？或伴肠神经发育不良待排（图14-11-2）；（2）双肾肾盂分离。X线造影提示：（1）细小结肠、所显示远端回肠较细小；（2）考虑低位不全性肠梗阻。行肠切除肠吻合、开腹排粪石术。术中见腹腔少量稍浊腹水，无明显臭味；肠壁炎症充血水肿明显，小肠肠襻明显扩张，小肠管壁与腹盆腔脏器间广泛粘连，肝表面及右侧腹腔可见数个米粒大小钙化斑；松解粘连，距回盲部45 cm处回肠粘连扭曲闭锁（Ⅱ型），闭锁近端回肠扩张明显；盲端处肠管直径约4.0～4.5 cm；闭锁远端回肠直径0.8 cm；经远端闭锁盲端注入生理盐水，见远端小肠、结肠依次扩张，结肠直径1.2 cm；结肠袋可见，无狭窄与闭锁。诊断为：（1）胎粪性腹膜炎；（2）先天性小肠闭锁（Ⅱ型）。

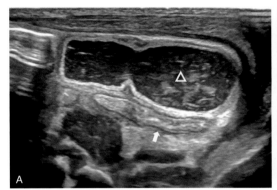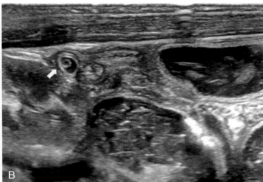

图 14-11-2　新生儿肠闭锁超声检查
A. 小肠扩张（三角号），其旁见闭锁小肠（箭头）；B. 短轴面显示闭锁小肠（箭头）。

【病理诊断】

闭锁远-近端肠管：肠闭锁，局部闭锁端肠管斑钙盐沉积，黏膜下及肌间神经丛见神经节细胞，发育正常。

【解析】

该孕妇在中孕期三级产前超声筛查时未见肠管扩张，提示胎儿肠壁神经节细胞存在，肠道蠕动功能正常，不考虑先天性巨结肠。肠旋转不良者肠系膜上动脉与肠系膜上静脉位置异常，但由于肠系膜上动静脉结构过于细小，产前超声难以显示。自胎儿上腹部向下腹部横行移动扫查，动态观察可见肠系膜呈漩涡状，与本病例不符。

该例胎儿腹部可见腹膜明显增厚、回声增强，符合腹膜炎超声表现。胎粪性腹膜炎为产前胎儿腹膜炎最常见的原因。肠闭锁、肠扭转、肠套叠等先天性肠道发育异常及肠壁血运障碍导致的肠穿孔均为胎粪性腹膜炎的常见病因。腹膜、肝表面等处钙化灶是胎粪性腹膜炎最常见的超声表现。

该例胎粪性腹膜炎继发于Ⅱ型先天性小肠闭锁，但由于胎儿肠管常处于空瘪状态，超声诊断困难。产后新生儿腹部超声检查发现部分肠管细小，考虑肠闭锁，经手术及术后病理检查证实为先天性肠闭锁并胎粪性腹膜炎。

病例十二

【病史】

男，1岁11个月，腹胀、呕吐、腹泻1个月。外院行腹部立位平片检查提示肠梗阻，消化道造影提示巨结肠同源病可能。

【体格检查】

腹稍胀，腹肌软，未触及明显包块。

【实验室检查】

血常规、C-反应蛋白：未见异常。

【超声检查】

十二指肠条带状低回声，考虑十二指肠膜式狭窄（图14-12-1）。

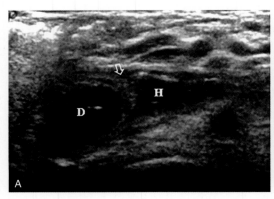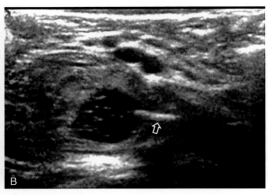

图14-12-1　十二指肠隔膜超声检查

A.十二指肠降部（D）与水平部（H）交界区管腔内见条带状低回声（箭头），厚约0.16 cm，液体经过此处时可见条带状低回声向远端膨隆；B.气液均呈线状通过（箭头）。

【上消化道钡餐造影检查】

十二指肠降段与水平段交界处不全性梗阻并十二指肠淤积炎症，考虑十二指肠隔膜型狭窄（图14-12-2）。

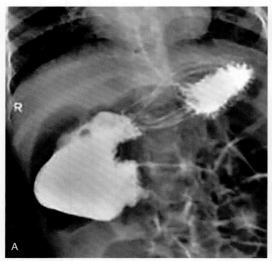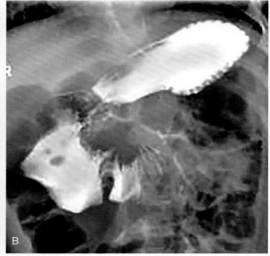

图14-12-2　十二指肠隔膜X线造影

A.十二指肠降段及水平段交界处见一纵行带状充盈缺损，造影剂通过不顺畅；B.经变换体位后可见少量造影剂通过。

【诊疗经过】

入院后完善相关检查，无明显手术禁忌证，予行剖腹探查。术中见十二指肠降部扩张，降部末端粘连狭窄，管壁增厚、僵硬，触之肠壁质韧，弹性差，与周围大网膜粘连，探查其余肠管外观正常，蠕动正常。将十二指肠降部下段纵行切开，可见一肠内隔膜，约3 cm×3 cm大小，隔膜中央可见一0.5 cm×0.5 cm大小的孔洞。

术后诊断：

（1）病理诊断：送检十二指肠局部管腔狭小，局部管腔膨隆，肠管各层结构清晰，肌间及黏膜下见内源性神经丛及部分成熟神经节细胞。

（2）临床诊断：十二指肠隔膜。

【解析】

患儿出现进食后呕吐胃内容物，提示上消化道梗阻。婴幼儿上消化道梗阻的病因主要有先天性肥厚性幽门狭窄、先天性肠道狭窄、肠旋转不良等。先天性肥厚性幽门狭窄患儿多在低月龄即出现进食后呕吐，而肠旋转不良可见肠系膜上动脉与肠系膜上静脉位置关系异常。

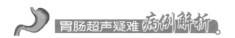

该患儿在低月龄时食物为奶液，可通过十二指肠隔膜筛孔，故无明显上消化道梗阻表现。随着年龄增长，饮食结构由流食变为固体食物，食糜难以通过筛孔，进而出现饭后呕吐等梗阻表现。

病例十三

【病史】
女，6岁2个月，反复便秘6年余。既往史、家族史无特殊。

【体格检查】
腹部未见异常。

【实验室检查】
血常规、生化全套：大致正常。

【超声检查】
直肠近中段狭窄，考虑先天性巨结肠（图14-13-1）。

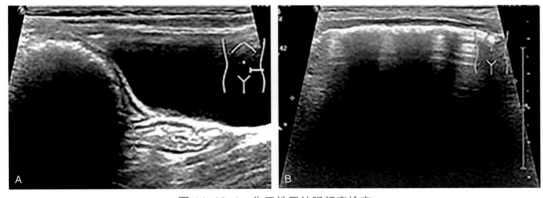

图 14-13-1　先天性巨结肠超声检查

A. 直肠近中段狭窄，内径约 0.48 cm；B. 结直肠明显扩张，腔内大量气粪回声，后方声影明显。

【钡灌肠造影】
腹部肠管内容物较多，直肠、乙状结肠明显扩张，请结合临床。

【诊疗经过】
入院后完善相关检查，无明显手术禁忌证，予行小儿巨结肠根治术（Soave 术）。术

中于直肠后壁齿状线上方 2 ~ 4 cm 取全层直肠壁组织送术中冰冻病理，回报未见明显神经节细胞，术中诊断先天性巨结肠。

【解析】

患儿出生后不久就出现便秘症状，超声检查显示直肠下段狭窄，其上方肠腔明显扩张，符合先天性巨结肠表现。病理检查是诊断本病的金标准，该患儿齿状线上方 2 ~ 4 cm 取全层直肠壁行病理检查，未见明显神经节细胞，先天性巨结肠诊断明确，为短段型。

超声检查时应注意扫查扩张结直肠远端的狭窄段，当肠腔内大量粪气显示不清时，可清洁灌肠后再进行检查，可较清晰显示扩张肠管及狭窄段肠管，有助于诊断与鉴别诊断。

病例十四

【病史】

女，9 个月，生后正常肛门位置无开口，肛穴前方有一瘘口，有墨绿色胎便排出，未诊治。家族史无特殊。

【体格检查】

未见肛门结构，于肛穴前方约 0.5 cm 处见一小瘘口。

【超声检查】

肛门闭锁伴直肠会阴瘘可能（图 14-14-1）。

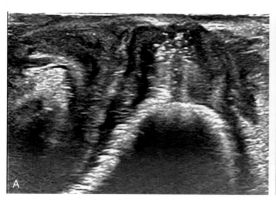
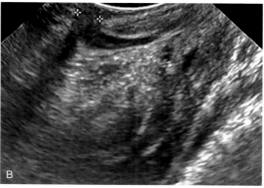

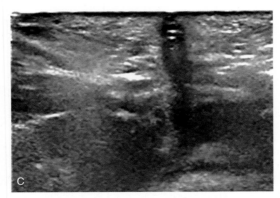

图 14-14-1　肛门闭锁超声检查

A. 直肠末段呈盲端，盲端距离肛穴皮肤约 0.25 cm；B. 皮下可见一管状低回声由直肠前壁延伸至会阴部，长约 2.6 cm，宽约 0.3 cm；C. 管状低回声内可见气体及粪渣样回声。

【经直肠会阴瘘碘佛醇造影】

先天性肛门闭锁并直肠会阴瘘；先天性巨结肠同源病可能性大（图 14-14-2）。

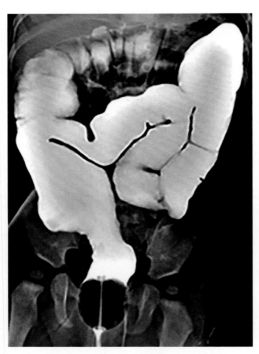

图 14-14-2　肛门闭锁 X 线造影

双腔气囊管经直肠会阴瘘插至直肠，经导管注入 80% 碘佛醇 250 mL，直肠、乙状结肠、降结肠、横结肠、升结肠及回盲部依次显影。

【诊疗经过】

入院后完善相关检查，无明显手术禁忌证，予行肛门成形术（前矢状入路）+肛门病损切除术（直肠前庭瘘切除），暴露肛门位置，见正常肛门开口处凹陷，皮肤色泽较深，直肠盲端于前庭开口，大小仅容小指指尖通过。

术后诊断：

（1）病理诊断　（直肠末端）纤维肌壁组织，局部被覆复层鳞状上皮，间质血管淤血，局部间质大量炎细胞浸润。

（2）临床诊断　先天性肛门闭锁伴直肠前庭瘘。

【解析】

患儿出生后即发现正常肛门位置无肛门结构，皮肤稍凹陷，色泽较深，肛穴前方有一细小瘘口，考虑先天性肛门闭锁伴直肠会阴瘘。患儿经细小瘘管排便尚通畅，故腹部平片仅见结肠、乙状结肠冗长，部分肠管充气略扩张，无明显肠梗阻表现。

超声检查见直肠末端呈盲端，盲端距离肛穴皮肤仅约 0.25 cm，符合先天性肛门闭锁低位畸形的表现。低位畸形者肛门内外括约肌发育基本正常，故该例患儿哭闹或用劲时可见肛穴处皮肤向心性聚集，肛门括约肌反射存在。低位畸形者还常合并瘘管，女性患儿瘘管开口于阴道前庭部或会阴部居多。患儿肛门内外括约肌发育良好，术后切口愈合好，排便通畅。

病例十五

【病史】

女，13 岁，反复上腹闷痛 2 个月，外院胃镜检查提示胃角黏膜下隆起。既往史、个人史、家族史无特殊。

【体格检查】

无明显异常。

【实验室检查】

血常规、生化全套、肿瘤标志物（AFP+CA199+CA125+CEA）：大致正常。

【超声检查】

考虑异位胰腺，间叶源性肿瘤待排除（图 14-15-1）。

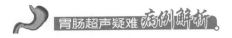

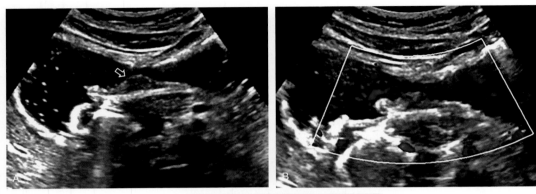

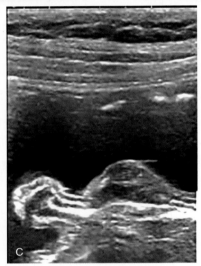

图 14-15-1　胃异位胰腺超声检查

A. 胃角后壁黏膜下层至固有肌层内见一低回声结节（箭头），大小约 1.5 cm×0.9 cm，边界欠清；B. 结节未见血流信号；C. 高频超声清晰显示结节。

【全腹 CT 平扫 + 增强检查】

考虑间质瘤（图 14-15-2）。

【胃镜检查】

胃角黏膜下隆起（图 14-15-3）。

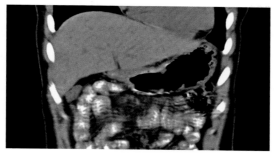

图 14-15-2　胃角异位胰腺 CT 检查

胃小弯部分壁稍厚，约 0.7 cm。

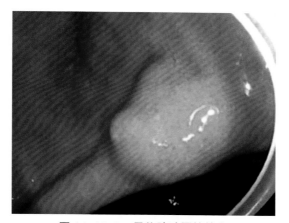

图 14-15-3　异位胰腺胃镜检查

胃角黏膜下见一隆起，范围约 1.0 cm×0.8 cm。

【诊疗经过】

入院行内镜下胃角黏膜下肿物挖除术。胃角后壁见一直径约 1.5 cm 隆起，表面光滑，于隆起边缘标记后，用亚甲蓝 +NS 黏膜下注射，抬举良好，用 Dual 刀沿隆起边缘切开黏膜层，可见黏膜下一肿物，逐渐分离黏膜，见病灶来源于固有肌层，应用牙线及安杰思小钛夹 1 枚进行牵引，剥离一大小约 1.0 cm×1.0 cm 白色肿物，术后予安杰思钛夹夹闭部分创面，术顺。

【病理诊断】

（胃角）异位胰腺

【解析】

本例患者为 13 岁女童，上腹闷痛，内镜检查发现胃角黏膜下隆起，超声显示病灶位于胃角后壁黏膜下至固有肌层，符合异位胰腺表现。异位胰腺主要应与胃肠间质瘤鉴别，胃肠道间质瘤发病率较高，二者鉴别主要在于病灶所处胃壁层次、病灶形态、边缘（有无包膜回声）、内部回声，以及临床表现。此外，异位胰腺声像图表现与脂肪瘤较接近，二者均为较少见的胃良性病变，普通超声鉴别诊断有一定困难，若内镜超声发现病灶表面脐凹征或病灶内部胰腺导管样结构，有助于异位胰腺诊断。

病例十六

【病史】

男，69岁，腹痛半个月。17年前因消化道出血行胃手术切除；17年前行胆囊切除术。个人史、家族史无特殊。

【体格检查】

腹部未见明显阳性体征。

【实验室检查】

（1）血常规、血生化全套、肿瘤标志物：大致正常；
（2）粪便潜血试验阴性。

【超声检查】

（1）胆总管末端等回声实体，考虑壶腹周围癌；
（2）肝内外胆管及胰管扩张；
（3）左肝内胆管泥沙样结石（图14-16-1）。

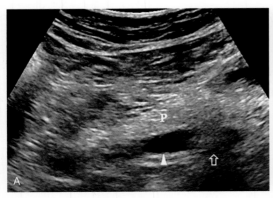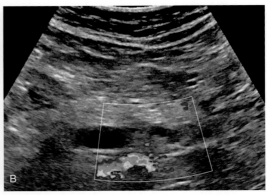

图14-16-1　十二指肠异位胰腺超声检查

A.胆总管扩张（三角号），下段内见实体回声（箭头），约2.0 cm×0.7 cm，紧邻胰腺（P）；B.实体内见点状血流信号。

【CT 检查】

胆总管下段可疑结节影，考虑恶性肿瘤（图 14-16-2）。

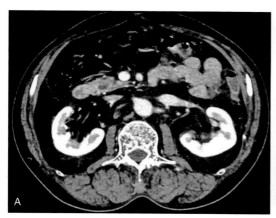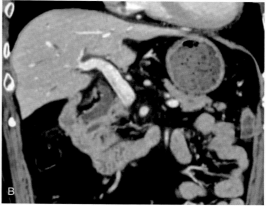

图 14-16-2　十二指肠异位胰腺 CT 检查

A. 横断位增强扫描显示十二指肠降部结节影，可见强化；B. 冠状位示十二指肠降部结节，其上方胆总管及胰管扩张。

【MRCP 检查】

（1）胆总管下段狭窄伴肝内外胆管及胰管扩张；

（2）肝门区多发稍大淋巴结（图 14-16-3）。

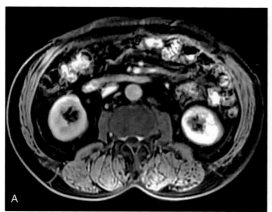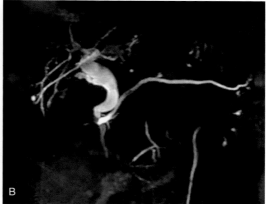

图 14-16-3　十二指肠异位胰腺 MR 检查

A.T1WI 增强序列，十二指肠降部强化小结节；B.MRCP 显示胆总管及胰管扩张。

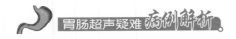

【诊疗经过】

入院后完善相关检查，无明显手术禁忌证，予行胰十二指肠切除＋肠粘连松解术。术中见部分小肠与原腹壁正中切口下方粘连明显；胆总管扩张明显，直径约 1.5 cm，肝总动脉旁、肝十二指肠韧带可见多发肿大的淋巴结，大者直径约 0.8 cm。结合术前检查及术中探查，术中诊断壶腹部肿瘤、肠粘连。

【病理诊断】

局部十二指肠肌壁间见异位胰腺。

【解析】

患者为老年男性，腹痛就诊，超声检查显示肝内外胆管及胰管扩张，胆总管末端实体回声，考虑为壶腹周围癌，术后病理检查证实为异位胰腺。十二指肠异位胰腺较为少见，影像学诊断困难。

壶腹周围癌多见于老年人，多以胆道梗阻就诊，本例患者血胆红素正常，肝内胆管稍增宽，而肝外胆管明显扩张，可能与胆囊切除术后胆总管代偿性扩张有关，并非真正的胆道梗阻。超声检查显示的胆总管末端实体，应为十二指肠壶腹区异位胰腺伴炎性增生所致。

病例十七

【病史】

女，57 岁，4 年前因肺炎查肺部 CT 提示膈疝，未诊治，4 个月前出现上腹痛，排便后可缓解，伴食欲缺乏、反酸、胃灼热。近 2 个月体重减轻约 3 kg。个人史、家族史无特殊。

【体格检查】

腹部未见明显异常。

【实验室检查】

血常规、血生化检查：大致正常。

【超声检查】

肝脏后上方见小肠回声，考虑右侧膈疝（图 14-17-1）。

【CT 检查】

考虑右侧膈疝（图 14-17-2）。

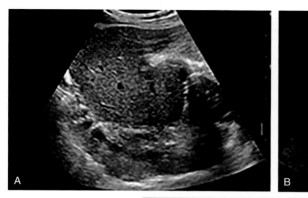
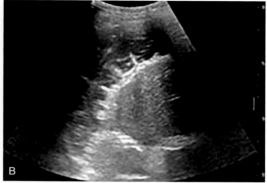

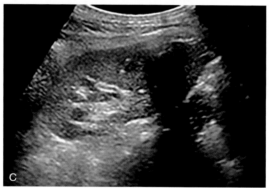

图 14-17-1　膈疝超声检查

A、B.肝脏后上方见肠管回声；C. 右肾位置明显上移。

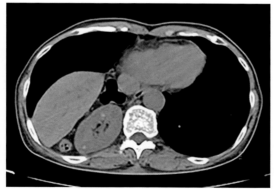

图 14-17-2　膈疝 CT 检查

横断面扫描于右侧胸腔内见肝脏、肠管及右肾结构。

【诊疗经过】

患者未重视，未进一步诊治。

【解析】

该例患者多年前于外院行 CT 检查发现右侧膈疝，超声检查可见右肝位置较高，于右肝上方可见肠管回声，右肾位置上移至右肝上方，右侧膈疝诊断明确，超声所见与CT检查结果相符。

右侧膈肌下方为右肝、左侧膈肌下方为左肝、胃和脾脏，如超声检查发现肠管、肾脏位置上移至上述脏器的上方，应高度怀疑膈疝可能。如只有少量肝脏疝入胸腔，超声则仅见右膈面抬高，疝入部分肝脏因肺气遮挡显示不清而易漏诊，检查时应仔细扫查肝内管道走行，注意肝内管道是否往胸腔延伸。

病例十八

【病史】

女，68岁，反酸、胃灼热伴咳嗽半年，未予重视，加重半个月，服用"胃药"后无明显缓解，就诊当地医院，行CT检查提示食管裂孔疝。

【体格检查】

未见明显阳性体征。

【实验室检查】

血常规、生化全套：大致正常。

【超声检查】

部分胃位于胸腔，考虑食管裂孔疝（图14-18-1）。

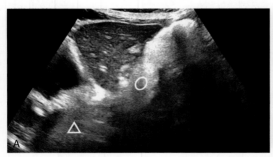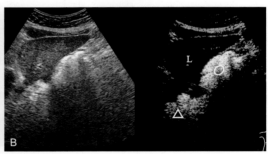

图 14-18-1　食管裂孔疝超声检查

A.口服有回声显像剂后，腹部胃腔体积小（椭圆号），部分胃位于胸腔（三角号）；B.口服微泡造影剂悬液行超声造影检查，腹部胃腔（椭圆号）增强，体积小，食管裂孔增大，部分胃位于胸腔（三角号），L为肝脏。

【CT检查】

纵隔内见胃腔影，考虑食管裂孔疝，请结合临床（图14-18-2）。

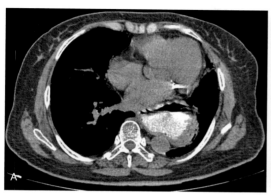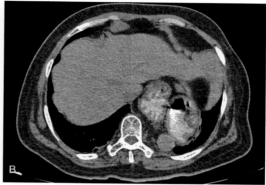

图 14-18-2　食管裂孔疝超声检查

A.纵隔内见胃腔影；B.上腹部胃形态失常。

【数字胃肠造影】

考虑食管裂孔疝（图 14-18-3）。

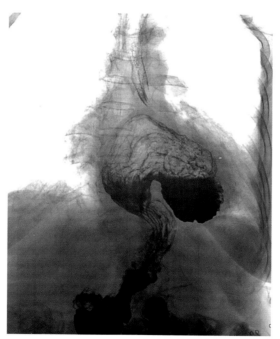

图 14-18-3　食管裂孔疝 X 线摄影

贲门上移位于膈水平，胃底及胃体部分疝入膈上胸腔内，膈上见一疝囊。

【诊疗经过】

入院后完善相关检查，行腹腔镜下食管裂孔疝无张力修补术，术中见食管裂孔处一

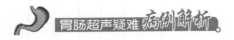

缺损，疝环直径约 6 cm，可见部分胃疝入，胃底与食管裂孔粘连明显。

【解析】

该患者空腹超声检查时见上腹部胃腔体积明显缩小，向上查找贲门时，发现贲门喇叭形结构消失，似见部分胃组织位于食管裂孔处。口服有回声显像剂后，腹部胃腔充盈差，体积小，形态失常，呈瘦长型，部分胃腔位于胸腔，内充满高回声显像剂，通过口服微泡超声显像剂后，胸腔内胃腔增强，可能由于位置较深，增强强度明显低于胃腔。

食管裂孔疝为膈疝的一种，为最常见的后天性膈疝，多见于中老年女性，为食管裂孔增大所致，可分为滑动型疝、食管旁疝、混合型疝。该患者胃食管连接部和胃底均在膈肌上部，为混合型疝。

由于受胸腔内气体干扰，超声检查膈疝主要显示膈水平的解剖变化及周围脏器组织位置形态改变，如肝脏、胃、肠管等上移，但对于进入胸腔的部分常显示不清，需要结合 X 线造影或 CT 检查。影像学检查不受胸腔气体干扰，可较清晰显示膈疝。

（郭晶晶　杨嘉嘉　黄丽平　张美恋　黄丽燕）

胃肠急腹症

第十五章

病例一

【病史】

女，43 岁，反复腹痛、腹胀伴呕吐 4 个月，在外院诊治（具体不详），病情反复。发病以来体重下降 7kg。1 年前因子宫内膜样腺癌在外院行手术及放射治疗。个人史、家族史无特殊。

【体格检查】

下腹见约 10 cm 纵行疤痕。腹肌软，下腹部压痛，无反跳痛，肠鸣音 6 次 / 分，可闻及气过水音。

【实验室检查】

（1）血常规：白细胞计数 1.91×10^9/L；

（2）粪便潜血试验阳性。

【超声检查】

（1）小肠不全梗阻，肠粘连可能性大；

（2）腹盆腔少量积液（图 15-1-1）。

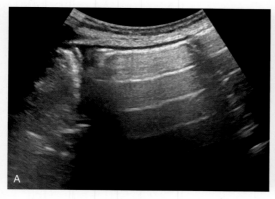
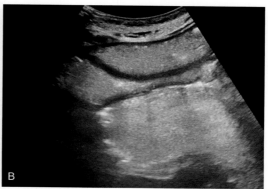

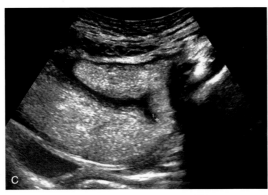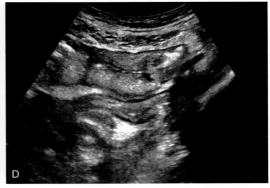

图 15-1-1　肠梗阻超声检查

A. 腹腔内肠管积气；B. 小肠内见大量均匀高回声内容物，内径增宽，约 4.3 cm；C. 局部小肠走形迁曲，管腔变窄；D. 膀胱后上方见众多小肠聚集，走形迂曲，肠腔空瘪

【CT 检查】

不全性小肠梗阻，梗阻端小肠壁增厚，建议进一步检查（图 15-1-2）。

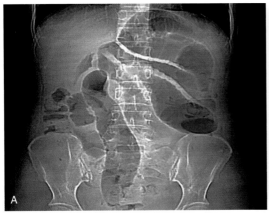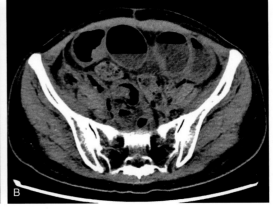

图 15-1-2　小肠梗阻 CT 检查

A. 腹部立位平片显示腹腔内小肠肠管扩张；B.CT 平扫可见气液平，未见肠壁积气，系膜缘脂肪间隙少许渗出。

【诊疗经过】

入院后完善相关检查，考虑粘连性不全性肠梗阻，予以抑制胰液分泌、抑酸护胃、补液支持等治疗，病情好转，排气排便通畅。

【解析】

这是比较典型的肠梗阻病例，患者反复腹痛、腹胀伴呕吐 4 个月，超声检查时发现

腹腔部分肠管积气，部分肠管内充满食糜，呈较均匀高回声，肠腔明显扩张。通过扫查全腹肠腔，发现膀胱后上方小肠聚集成堆，而且肠腔空瘪，结合患者 1 年前子宫内膜样腺癌手术及放疗史，考虑为肠粘连导致的不全性肠梗阻。

超声诊断肠梗阻不难，困难在于查找引起肠梗阻的病因，只有明确了肠梗阻的病因，才能制定正确的诊疗方案。按梗阻病因分类，可分为机械性肠梗阻、动力性肠梗阻、血运性肠梗阻，其中机械性肠梗阻最为多见，为肠内外因素引起肠腔狭窄或阻塞所致。超声检查时应密切结合病史，包括患者年龄、性别、既往史、临床表现等，"有的放矢"进行扫查，揪出引起梗阻的"元凶"，并判断梗阻严重程度，为临床制定诊疗方案提供重要的影像学依据。

病例二

【病史】

男，71 岁，腹胀伴停止排气、排便半个月，造口旁肿物无法回纳，保守治疗后症状未见好转。既往史：3 年前行左半结肠癌根治术；7 个月前行膀胱姑息肿瘤电切除术，术后病理诊断膀胱腺癌，转移癌可能。个人史、家族史等无特殊。

【体格检查】

腹膨隆，左上腹见一肠造口装置，造口肠管色红润，造口处未见肠液及粪便排出，造口旁可触及一 15 cm×15 cm 软组织膨出，质地软，无明显压痛，肠鸣音约 4 次 / 分。

【实验室检查】

（1）血常规：中性粒细胞 74%；

（2）血生化检查：血钠 134.8 mmol/L，血钙 1.99 mmol/L。

【超声检查】

（1）膀胱后方肠壁增厚，考虑肿瘤复发；

（2）膀胱后壁回声不均团块，考虑肿瘤复发累及膀胱；

（3）左上腹壁肠造口旁疝并小肠梗阻；

（4）腹腔少量积液（图 15-2-1）。

【CT 检查】

（1）小肠梗阻，结肠左侧腹造口旁疝；

（2）盆腔内乙状结肠断端处软组织影，需警惕肿瘤复发侵及小肠致梗阻（图 15-2-2）。

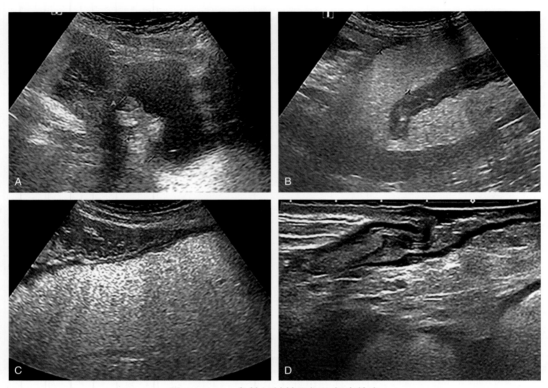

图 15-2-1　急性机械性肠梗阻超声检查

A. 膀胱后壁回声不均团块，约 4.0 cm×2.2 cm，界不清，形态不规则；B. 小肠走形迂曲；C. 小肠明显扩张，最宽处内径约 5.5 cm，内见大量食糜，呈均匀高回声；D. 造口旁疝，小肠等内容物进入皮下。

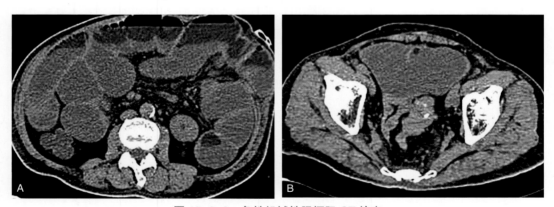

图 15-2-2　急性机械性肠梗阻 CT 检查

A. 腹腔内肠管扩张明显伴液平面；B. 乙状结肠断端处肿块，累及盆腔内小肠伴上游肠管扩张。

【诊疗经过】

入院后完善相关检查，无明显手术禁忌证，予行肠肠吻合术＋肠粘连松解＋肠扭转复位＋肠减压＋造口旁疝修补术。腹腔内见少量腹水，肠管与腹壁及肠管间轻度粘连，盆腔可触及一质硬肿物，大小约 7 cm×5 cm×4 cm，固定，边界不清，与乙状结肠断端、膀胱、盆壁及距回盲部 20 cm 处的部分回肠关系密切；该段回肠两端扭转致肠腔完全梗阻，梗阻近端小肠扩张明显，肠腔内可见积气、积液，远端肠腔空虚；左上腹可见造口结肠，造口旁外上方可见疝环，大小约 10 cm×7 cm，多量扩张的小肠疝入造口旁疝囊，并与造口旁疝环粘连。

术后诊断：

（1）盆腔肿物，考虑复发性癌肿；

（2）急性机械性肠梗阻；

（3）结肠癌术后，结肠造口旁疝。

【解析】

患者以肠梗阻就诊，既往左半结肠癌手术，伴膀胱转移。超声检查显示小肠明显扩张，造口处皮下见大量小肠，为造口旁疝，膀胱后方肠壁增厚，并累及膀胱，考虑肿瘤复发，引起机械性肠梗阻，与术后诊断相吻合。

肠梗阻行超声检查时不宜口服超声显像剂，但部分患者非急性发病，扩张肠管内常可见大量食糜，呈较均匀高回声，类似口服有回声显像剂，尤其有利于超声识别肠道走形。当肠腔内气体较多，平卧位时可通过肠管侧面扫查，或者让患者变换体位，避开气体，可获得较清晰的超声图像。

病例三

【病史】

女，49 岁，2 天前进食后出现左下腹痛，呈阵发性绞痛，伴呕吐，肛门停止排气排便，就诊外院经保守治疗症状无好转。半天前出现低热，体温 37.5 ℃，腹痛加剧。23 年前于外院行"剖宫产"手术。个人史、家族史等无特殊。

【体格检查】

下腹部见一约 10 cm 的竖形陈旧性手术瘢痕，愈合良好。腹稍膨隆，腹软，左下腹轻压痛，无反跳痛。肠鸣音约 1 次/分。

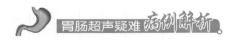

【实验室检查】

（1）血常规：白细胞 $13.57 \times 10^9/L$，中性粒细胞百分比 87.1%。

（2）女性多肿瘤标志物联合检测：未见异常。

【超声检查】

（1）小肠梗阻，考虑粘连所致；

（2）肠周少量积液（图 15-3-1）。

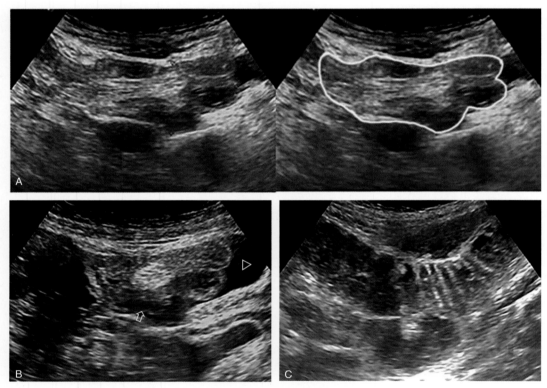

图 15-3-1　腹内疝超声检查

A. 下腹部子宫前方见小肠扭曲成团（曲线勾勒），范围约 8.0 cm×3.2 cm，肠腔不充盈；B. 扭曲成团的肠袢（箭头）位置较为固定，紧邻前腹壁，肠周见少量积液（三角号）；C. 扭曲肠袢的上游肠管扩张，最大内径约 3.3 cm，可见"鱼刺征"。

【CT 检查】

（1）腹部部分肠管扩张积液，考虑肠梗阻；

（2）下腹部部分肠管聚集，肠壁水肿增厚（图 15-3-2）。

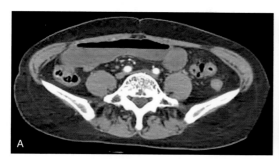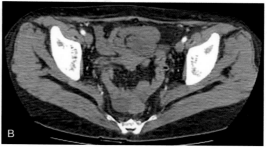

图 15-3-2　腹内疝 CT 检查

A. 腹部肠管扩张伴液气平面；B. 下腹部肠管扭曲、聚集，增强后呈不均匀性强化、肠壁增厚水肿。

【诊疗经过】

入院后完善各项检查，临床考虑肠梗阻，行腹腔镜下肠粘连松解 + 腹腔镜辅助部分回肠切除 + 肠切开减压术。术中见盆腔少量黄色积液，子宫前壁与原手术切口下腹壁片状粘连，部分小肠疝入粘连带之间的缝隙，疝入段肠管明显水肿增厚，疝入段上端肠管扩张，径约 6 cm，肠壁水肿增厚，远端肠管塌陷。术后诊断：腹腔粘连性内疝性小肠梗阻。

【解析】

患者入院前 2 天出现呕吐、肛门停止排气排便，符合肠梗阻的临床表现，经保守治疗无好转。入院后行超声检查，发现子宫前方小肠扭曲成团，其上方肠管扩张，符合肠梗阻表现，结合既往腹腔手术史，考虑为肠粘连所致。但患者剖宫产手术已有 23 年，2 天前首次出现肠梗阻，发病较急，难以单纯用术后肠粘连来解释。患者经保守治疗后病情加重，临床有手术指征，术中发现子宫前壁与切口处下腹壁粘连，部分小肠疝入粘连带的缝隙，形成腹内疝，导致小肠梗阻。

腹内疝是指腹腔脏器经过腹腔内一个正常或异常的孔道或裂隙脱位到一个异常的腔隙，发病急骤、病程进展快、病情险恶，临床上较为少见（图 15-3-3）。疝囊多为富有血管的腹膜、网膜或系膜，而疝内容物主要是胃和肠管，未出现症状时临床上多难以诊断。根据发生位置不同，腹内疝可分为十二指肠旁疝（53%）、盲肠周围疝（13%）、网膜孔疝或 Winslow 孔疝（8%）、经肠系膜疝（8%）、乙状结肠周围疝（6%）、吻合口后方疝（5%）及其他部位疝（7%），均需要手术治疗。

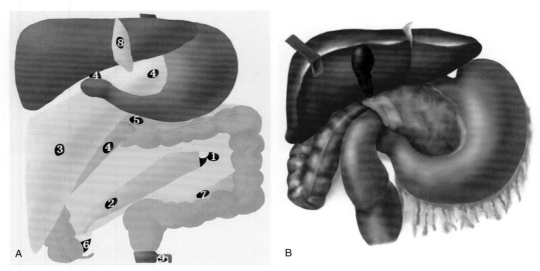

图 15-3-3　腹内疝示意图

A.1：十二指肠旁疝；2：小肠系膜疝；3：大网膜疝；4：小网膜疝；5：横结肠系膜疝；6：盲肠周围疝；7：乙状结肠系膜疝；8：镰状韧带疝；9：盆腔内疝。B. 小网膜疝，肠管通过网膜孔疝入小网膜囊内。

病例四

【病史】

男，30 岁，1 个月前出现右下腹持续性绞痛，当地医院抗感染治疗后，腹痛有所好转。22 天前出现便血，为暗红色血便，肠镜检查考虑回盲瓣溃疡、慢性结肠炎。4 年前行肛周脓肿手术。个人史、家族史无特殊。

【体格检查】

右下腹压痛、反跳痛。

【实验室检查】

（1）血常规：白细胞 9.69×10^9/L，中性粒细胞 74.8%，血红蛋白 76 g/L；

（2）CRP 119.73 mg/L；

（3）粪潜血试验阳性；

（4）肿瘤标志物：正常。

【超声检查】

（1）阑尾增粗，考虑炎症；

（2）回盲部肠壁增厚；

（3）右下腹混合回声包块，考虑脓肿形成（图15-4-1）。

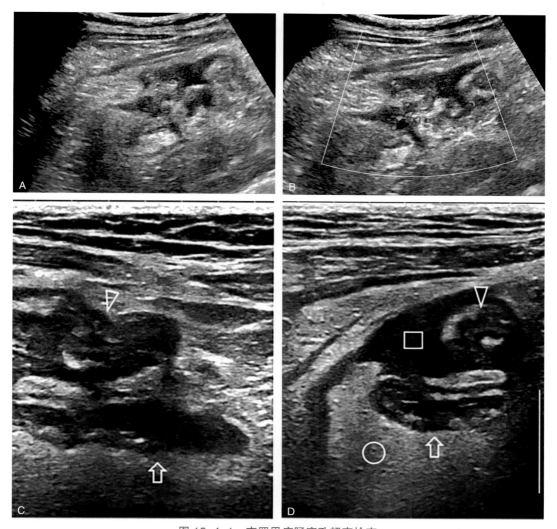

图 15-4-1 克罗恩病肠穿孔超声检查

　　A.右下腹混合回声包块，约4.5 cm×3.0 cm，形态不规则，边界不清；B.包块实性部分可见血流信号；C.阑尾增粗（箭头），径约0.9 cm，层次不清，回盲部肠壁增厚（三角号），层次不清，肠腔呈闭合状态；D.阑尾增粗（箭头），周围系膜组织增厚（圆号），回声增强，回肠末端增粗（三角号），阑尾周围少量积液（方号）。

【肠镜检查】

回盲部多发溃疡，性质待定（图15-4-2）。

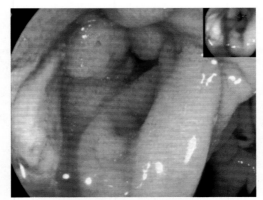

图 15-4-2 克罗恩病肠穿孔内镜检查

回盲部见多发溃疡，回盲瓣口对侧处溃疡底部似可见窦道。

【诊疗经过】

入院后经抗感染等处理，患者腹痛无缓解，行腹腔镜辅助下回盲部切除术。术中见回盲部肠管与腹壁粘连紧密，分离后见回盲部肠管肠壁充血、略水肿。术后解剖标本，见回盲部远端约 1 cm 处一溃疡灶，径约 0.5 cm，穿透肠壁，外侧与周围回肠、肠系膜、阑尾末端等形成瘢痕粘连。

【病理诊断】

（回盲部）符合克罗恩病伴穿孔，浆膜及阑尾表面见大量中性粒细胞及纤维素等炎性渗出。

【解析】

该患者为回盲部克罗恩病伴穿孔、腹腔脓肿形成。超声检查显示回盲部肠壁增厚，层次不清，阑尾增粗，周围系膜组织增厚、回声增强；并于右下腹见一混合回声包块，形态不规则，边界不清，误诊为阑尾炎伴脓肿形成。

克罗恩病多见于末段回肠和邻近结肠，呈节段性分布，典型超声表现为肠壁节段性增厚，黏膜面常形成溃疡。本病例表现为回盲部肠壁增厚，超声考虑为阑尾周围脓肿形成，炎症累及回盲部肠壁所致，漏诊了克罗恩病。值得一提的是，患者 4 年前行肛周脓肿手术，应为克罗恩病的表现之一。

病例五

【病史】

男，16 岁，反复便血 6 个月，不与粪便相混，可见血凝块，伴里急后重，排便后可缓解，无腹痛。外院肠镜检查考虑溃疡性结肠炎。既往史、个人史、家族史无特殊。

【体格检查】

未见明显异常。

【实验室检查】

（1）粪便潜血试验阳性；

（2）血沉 93 mm/H；

（3）血常规：血红蛋白 75.0 g/L。

【超声检查】

（1）小肠套叠（一过性）；

（2）结肠壁增厚伴多发斑片状强回声，考虑溃疡性结肠炎；

（3）肠周淋巴结肿大；

（4）盆腔少量积液（图 15-5-1）。

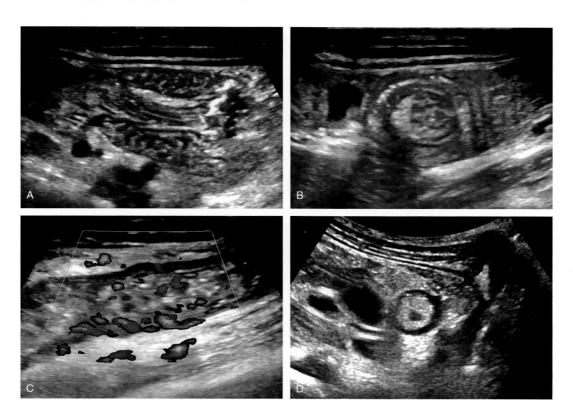

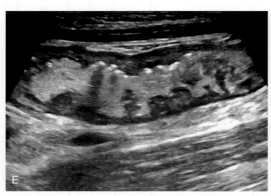
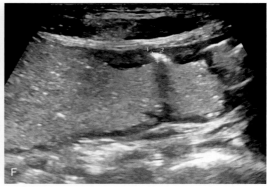

图 15-5-1 一过性小肠套叠超声检查

A.左上腹小肠套叠，长轴面显示"套筒征"；B.短轴面显示"同心圆"征；C.全结肠壁弥漫性增厚，血供较丰富；D.经肛门注入有回声显像剂后，显示降结肠变窄，肠壁不均匀增厚；E.横结肠壁不均匀增厚，黏膜层呈结节样突入肠腔；F.显示横结肠壁溃疡，深达固有肌层。

【内镜检查】

溃疡性结肠炎治疗后（图 15-5-2）。

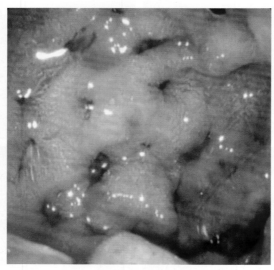

图 15-5-2 溃疡性结肠炎肠镜检查

降乙交界至距肛缘 20 cm 黏膜散在息肉样隆起，可见瘢痕样改变及假憩室形成，肠腔狭窄。

【诊疗经过】

入院后完善相关检查，考虑溃疡性结肠炎（全结肠型，重度），予以维得利珠单抗、美沙拉嗪、营养支持等治疗，病情好转出院。

【解析】

该患者为重度全结肠型溃疡性结肠炎，粪便潜血试验阳性，中度贫血，血沉升高。超声检查显示结肠壁弥漫性增厚，局部肠壁凹陷，部分深达固有肌层，符合溃疡性结肠炎的超声表现。在超声检查过程中，发现左上腹小肠套叠，动态观察可见自行解套，患者无腹痛等肠套叠表现，经抗感染治疗后病情好转出院，符合一过性小肠套叠的诊断。

一过性小肠套叠，又称短暂性或暂时性小肠套叠，临床上并不少见，文献报道其发生率约占 17%。患者无特别的临床症状和阳性体征，为暂时性肠蠕动紊乱所致，无须灌肠或手术即可自行复位，临床诊断主要依靠超声或 CT 检查。其特点为套入长度短（多小于 4 cm）、套叠直径小（多小于 2.2 cm）、无肠壁水肿、无病理因素，无机械性肠梗阻表现，不需手术治疗，随访观察即可。

病例六

【病史】

女，1 岁，呕吐 4 天，排血便 3 天，伴低热 1 次，热峰 37.8℃，自行降至正常。家族史无特殊。

【体格检查】

腹部平坦，肠鸣音弱，1 次 / 分，未闻及振水音及血管杂音。

【实验室检查】

（1）血常规：血红蛋白 107 g/L；

（2）C 反应蛋白 7.87 mg/L；

（3）粪便潜血试验阳性。

【超声检查】

（1）考虑肠套叠；

（2）下腹部肠间隙少量积液（图 15-6-1）。

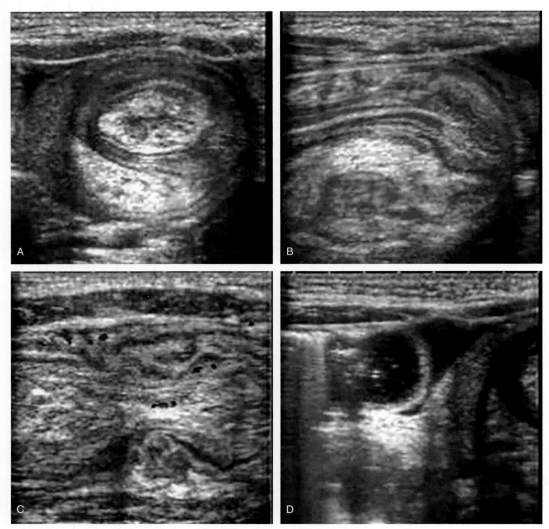

图 15-6-1　肠套叠超声检查

A. 下腹部回声不均包块，大小约 3.3 cm × 2.8 cm，横切面呈 "同心圆" 征；B. 纵切面呈 "套筒征"；C. 肠壁可见少量血流信号；D. 下腹部肠间隙见少量积液。

【空气灌肠复位】

（1）肠套叠，空气灌肠复位成功；

（2）右中腹部肠道内结节状影，考虑消化道异物（图 15-6-2）。

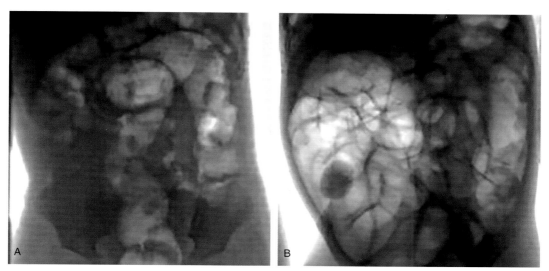

图 15-6-2　肠套叠空气灌肠复位

A.肠管少许积气，右下腹软组织肿块影，右中腹肠道内结节状影；B.空气灌肠后，下腹部肿块影消失，右中腹肠道内结节影仍存在。

【CT 检查】

考虑中腹部小肠肠套叠（图 15-6-3）。

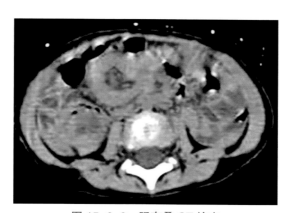

图 15-6-3　肠套叠 CT 检查

右中腹部小肠肠管及肠系膜纠集，肠管可见靶征，肠壁增厚水肿，以上层面肠管稍扩张积气。

【诊疗经过】

患儿经空气灌肠后肠套叠复位成功，但右中腹部肠道内可见结节状影，此后多次出现腹痛，考虑肠套叠未完全解除，予行腹腔镜探查＋肠套叠复位＋肠重复畸形切除＋

肠吻合术。

【病理诊断】

肠重复畸形。

【解析】

本病例为婴幼儿肠套叠，临床与超声表现均较为典型，临床诊断肠套叠。患儿虽然发病 4 天，但一般情况尚好，超声检查套叠肠管仍可见血流信号，故行空气灌肠复位。虽然复位成功，但患儿肠套叠仍反复发作，应考虑存在继发性因素。术前超声及 CT 检查均未发现继发性病因，术后病理诊断证实为肠重复畸形并发肠套叠。

肠重复畸形可分为囊肿型与管状型，后者与正常肠管平行走形，多数有一端或两端与正常消化道相通。肠套叠时，被套入的肠管至少有四层肠壁，而当重复畸形肠管被套入后，其内呈空瘪状态时，超声检查容易忽略套入肠壁的层次，漏诊肠重复畸形。

病例七

【病史】

男，10 岁，4 天前无明显诱因出现阵发性下腹痛，无呕吐、停止排气排便等症状，就诊外院诊断为胃肠炎，对症治疗症状无缓解。1 天来，腹痛加剧，伴呕吐，遂转诊我院。既往史、个人史及家族史等无特殊。

【体格检查】

腹部平坦，腹肌软，下腹压痛明显，无反跳痛，肠鸣音约 4 次 / 分。

【实验室检查】

血常规、凝血四项、肝功能：大致正常。

【超声检查】

（1）下腹部混合回声包块，考虑肠套叠；

（2）肠梗阻声像改变；

（3）腹腔少量积液（图 15-7-1）。

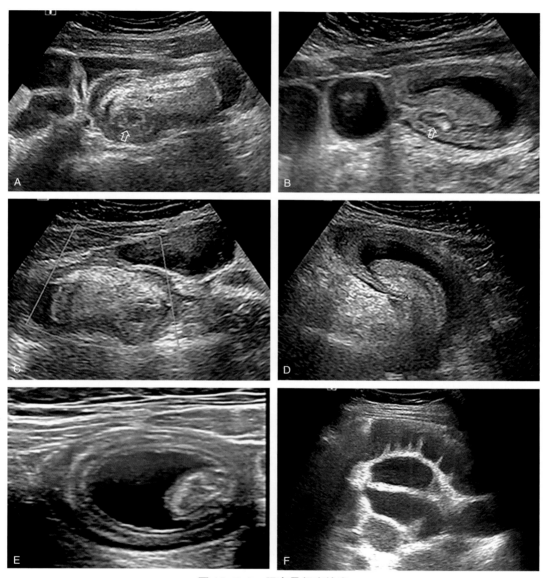

图 15-7-1　肠套叠超声检查

A、B. 下腹部见一混合回声包块，长轴呈"袖筒"样，范围约 9.9 cm×4.0 cm，套入部颈段见一异常肠袢（箭头）；C. 包块未见血流信号；D. 套入部头端周围肠腔内积液；E. 套叠肠管短轴切面，鞘部肠壁水肿增厚，套入头部肠壁水肿，层次不清；F. 梗阻段以上肠管明显扩张，内径约 3.3 cm，可见"琴键征"。

【CT 检查】

（1）考虑中下腹小肠肠套叠伴小肠梗阻；

（2）盆腔少量积液（图 15-7-2）。

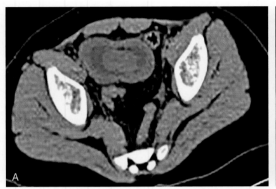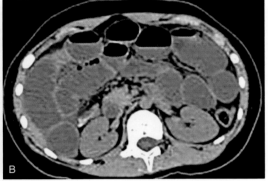

图 15-7-2　小肠肠套叠伴肠梗阻 CT 检查

A. 盆腔内套叠肠管呈同心圆改变；B. 梗阻部位上游小肠管扩张积液、积气。

【诊疗经过】

入院后急诊行腹腔镜探查＋肠套叠复位＋小肠梅克尔憩室切除＋肠吻合术。术中见小肠－小肠型肠套叠，远端套头距回盲部约 32 cm，予以手法复位。完全复位后，距回盲部 62 cm 处见一小肠肿物，考虑梅克尔憩室（图 15-7-3）。套叠肠管总长度约 30 cm，大部分套叠肠管呈暗红色，局部肠管水肿明显，热盐水纱布外敷，肠管活力尚可。术后诊断：（1）肠套叠（小肠－小肠型）；（2）肠梗阻；（3）梅克尔憩室。

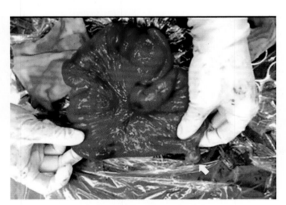

图 15-7-3　肠套叠复位后

箭头所示为梅克尔憩室。

【病理诊断】

（小肠肿物）镜下于肠壁肌层见异位胰腺组织，大小约 1.9 cm×1.3 cm×1.2 cm。

【解析】

患儿以腹痛就诊，起病较急，但无呕吐、停止排便等症状，外院误诊为急性胃肠炎。入院后超声检查发现下腹部混合回声包块，短轴面呈"同心圆征"表现，长轴面呈"套筒征"改变，肠套叠表现已比较典型，并发肠梗阻诊断明确。但对于大龄儿童发生肠套叠，应注意排除有无继发因素，如肠道息肉、憩室、重复畸形等。

患儿术中发现小肠套叠，套入肠管较长，肠套叠颈部见一肿物，径约 2 cm，考虑为梅克尔憩室，术后病理诊断为异位胰腺组织。梅克尔憩室多位于近回盲瓣的回肠壁，约 15% ~ 35% 的憩室可发现异位组织，其中以胃黏膜组织最多见，其次为异位胰腺组织。

本病例术前超声检查时漏诊了梅克尔憩室，其原因主要有两方面：一是检查医师对本病认识不足；二是患儿体型稍胖，检查时腹痛较明显，呈强迫体位，伴呕吐，而套叠肠管部分位于盆腔，位置较深，且肠套叠时间较长，肠壁水肿增厚，不易辨识，导致漏诊。根据术后病理诊断，再回顾分析检查时存留的超声图片，发现在套叠颈段确实可见一小段异常肠袢，应为梅克尔憩室。

病例八

【病史】

男，48 岁，2 周前出现右上腹闷痛，伴发热、畏冷，无恶心、呕吐、腹泻，外院 CT 检查提示肝脓肿，予抗感染、对症治疗无明显好转。既往史、个人史及家族史等无特殊。

【体格检查】

上腹部肌紧张，右上腹轻压痛，无反跳痛，未触及包块。

【实验室检查】

血常规、生化全套、肿瘤标志物：大致正常。

【超声检查】

（1）左肝低回声区伴条形强回声，考虑异物；

（2）左肝下方与胃小弯之间片状高回声区，考虑炎性渗出（图 15-8-1）。

【CT 检查】

考虑异物伴肝内外脓肿（图 15-8-2）。

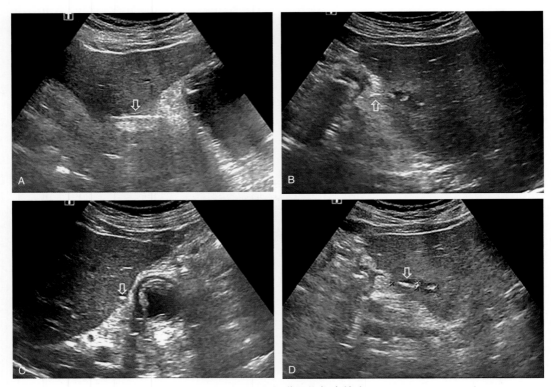

图 15-8-1　消化道异物超声检查

A. 左肝外叶下段条形强回声（箭头），约 2.7 cm×0.3 cm；B. 强回声一端位于肝胃韧带内（箭头）；C. 短轴面显示左肝强回声（箭头）；D. 左肝内强回声周围低回声渗出（箭头）。

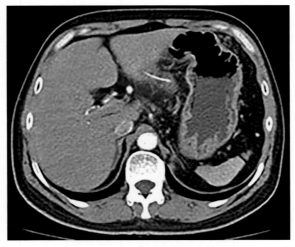

图 15-8-2　左肝异物 CT 检查

肝左叶片状稍低密度灶，边界欠清，内见一长条状致密影，长约 3.5 cm，部分位于肝外。

【诊疗经过】

入院后完善相关检查，无明显手术禁忌证，予剖腹探查。术中见左肝外叶与胃壁小弯侧粘连，见一长约 5 cm 鱼刺位于小网膜囊，鱼刺尖头刺入左肝外叶，钝头位于胃小弯后侧，胰头与鱼刺形成慢性炎症粘连；左肝外叶、胃小弯与小网膜囊粘连成团，范围约 2.3 cm×1.6 cm×1.0 cm，内见少许脓液。

【解析】

该患者超声检查发现左肝及肝胃间隙见条形强回声，考虑为异物，伴周围炎症渗出、脓肿形成。追问病史，患者两周前有误吞鱼刺的病史，鱼刺进入胃内，经胃小弯穿出胃外，并刺入左肝内，导致急性炎症、脓肿形成。患者经抗感染保守治疗后，病情无改善，遂行手术治疗，术中所见与术前影像学表现一致。

病例九

【病史】

男，3 岁 1 个月，1 个月前误吞巴克球（亦称磁球），无发热、腹痛等不适，急诊 X 线检查发现腹部条形高密度影，家属拒绝手术，门诊随访，未见巴克球随粪便排出，现再次就诊要求手术治疗。

【体格检查】

腹部未见明显异常。

【实验室检查】

血常规、生化全套：大致正常。

【超声检查】

右下腹回肠内异物（多枚磁力珠）（图 15-9-1）。

【腹部正侧位片】

考虑消化道异物（图 15-9-2）。

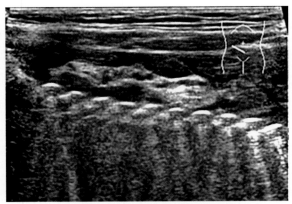

图 15-9-1　消化道异物超声检查

右下腹回肠内见多枚强回声相连呈条形，后方伴彗星尾征。

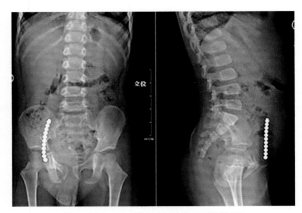

图 15-9-2　消化道异物 X 线检查

右下腹部条形串珠样高密度影，长约 5.8 cm，由 11 颗圆形小珠排列而成，直径约 0.5 cm，边缘清晰锐利。

【诊疗经过】

入院后完善相关检查，无明显手术禁忌证，予行腹腔镜下肠切开异物取出术 +4 处回肠穿孔修补术。术中见回肠末端肠管与周围肠管粘连，少许大网膜覆盖，仔细钝性分离肠管之间的粘连，见回肠末端可见三簇巴克球，分别为 3 颗、4 颗、4 颗，相互吸引，回肠端可见 4 处穿孔，其中一处穿孔已自行愈合。

【解析】

近年来磁性玩具增多，儿童误吞后造成严重后果的病例逐年增多。该患儿有误吞磁力珠病史，超声检查于小肠内见多枚强回声相连，后方伴彗星尾征，消化道异物诊断明确。

儿童误吞多枚磁性玩具后，常难以自行排出，在肠道内相互吸附，可导致肠梗阻、肠穿孔。该患儿肠壁穿孔形成较为缓慢，由于网膜及周围组织包裹后炎症趋于局限，未出现明显急性腹膜炎表现。超声检查在发现多枚磁性异物时除了定位、定性诊断外，还应注意周围肠间隙、腹盆腔是否出现积液，膈下、肝周有无游离气体，注意排除是否并发消化道穿孔。

（陈聪　俞悦）

第十六章

系统性疾病累及胃肠道

病例一

【病史】

男，74岁，半年前出现上腹痛，进食后明显，伴排黄色糊状便，间断排黑色糊状便，排黑便后腹痛可缓解，伴头晕、乏力，就诊外院治疗后好转（具体不详）。1个月前再发腹痛，间断排黑色糊状便。既往反复口腔溃疡及皮肤结节样改变。个人史、家族史无特殊。

【体格检查】

贫血面容，右侧舌缘处可见一小溃疡；肛周皮肤溃疡。

【实验室检查】

（1）血常规：血红蛋白81 g/L，CRP 131.30 mg/L；
（2）粪潜血试验及成人钙卫蛋白：阳性；
（3）肿瘤标志物：正常；
（4）血结核菌抗体检查、结核感染T细胞检测：弱阳性；
（5）抗核抗体ANA+ANA抗体谱：阴性。

【超声检查】

结肠壁增厚伴溃疡，考虑炎症性肠病（图16-1-1）。

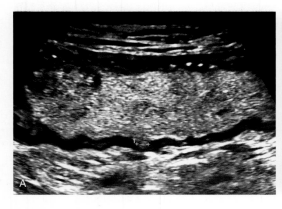
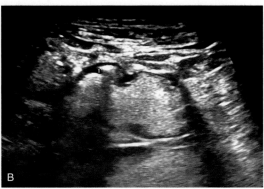

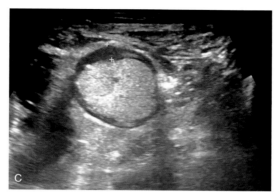

图 16-1-1　白塞病超声表现

A.经肛门注入有回声显像剂，横结肠长轴切面显示肠壁稍增厚，呈弥漫性，局部可见溃疡凹陷；B.降结肠溃疡，局部肠壁见小斑片状强回声；C.乙状结肠短轴切面，肠壁局部不均匀性增厚。

【内镜检查】

结肠多发溃疡（克罗恩病？白塞氏病？淋巴瘤待排除）（图 16-1-2）。

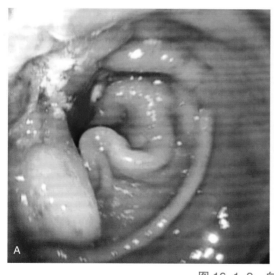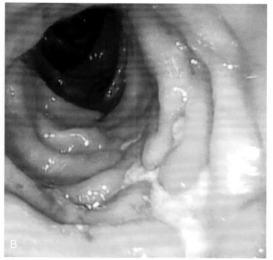

图 16-1-2　白塞病内镜表现

乙状结肠至回盲部见多发溃疡形成，被白苔，形态不规整，部分融合。

【诊疗经过】

入院后完善相关检查，内镜活检病理诊断结肠黏膜慢性活动性炎，部分区域见炎性肉芽组织。结合既往有反复口腔溃疡、皮肤结节样、肛周皮肤溃疡及肠镜检查结果，考虑白塞病。经甲泼尼龙抗炎、头孢他啶抗感染等处理，患者腹泻较前明显好转，无再便血、黑便等。

【解析】

本例超声检查示横结肠、降结肠及乙状结肠壁增厚，局部见溃疡凹陷，结合患者既往有反复口腔溃疡、皮肤结节样、肛周皮肤溃疡及肠镜检查结果，临床考虑白塞病，治疗后症状好转，证实本病的诊断。

白塞病是一种慢性、累及多系统的血管炎症性疾病，主要病理特征为小血管炎，以反复发作的口腔 – 生殖器溃疡 – 眼炎（三联征）及皮肤损害为主要临床特征，并可累及关节、血管、消化道、神经等全身多个系统。其声像图表现无特异性，诊断需密切结合临床。

病例二

【病史】

男，26 岁，入院前 10 个月出现双下肢水肿、血尿，伴双踝部红热痛，查血肌酐 270.9 μmol/L，血红蛋白 90 g/L，尿蛋白 3+，抗中性粒细胞胞质抗体 pANCA 阳性，抗髓过氧化物酶抗体 MPO 抗体定量 > 200 RU/mL；肾穿刺活检病理：符合 ANCA 相关性血管炎肾损伤伴微量 IgA 沉淀；肺部 CT 见双肺多发斑片状、结节状及絮状影，边缘不清；临床诊断为 ANCA 相关性血管炎（累及肾脏、肺部、血液系统）。3 天前出现阵发性腹部胀痛，伴排稀水样便，恶心、呕吐、乏力。2 天前腹痛加剧，排暗红色水样便 3 ~ 4 次。既往史、个人史、家族史无特殊。

【体格检查】

血压 142/103mmHg，腹软，脐周、左下腹压痛，无反跳痛，未触及包块，肠鸣音 4 次 / 分，双下肢无浮肿。

【实验室检查】

（1）抗中性粒细胞胞浆抗体 ANCA 阳性、MPO 抗体 234.00 RU/mL；

（2）粪潜血试验阳性；

（3）血肌酐 496 μmol/L，尿素 26.9 mmol/L；

（4）血白细胞 14.28×10^9/L，血红蛋白 110 g/L，血 C– 反应蛋白 74.69 mg/L；

（5）24 小时尿蛋白定量 6105.6 mg，尿红细胞 47.7 个 /HPF；

（6）血总蛋白 52 g/L，白蛋白 28 g/L。

【超声检查】

小肠壁增厚，请结合临床（图 16-2-1）。

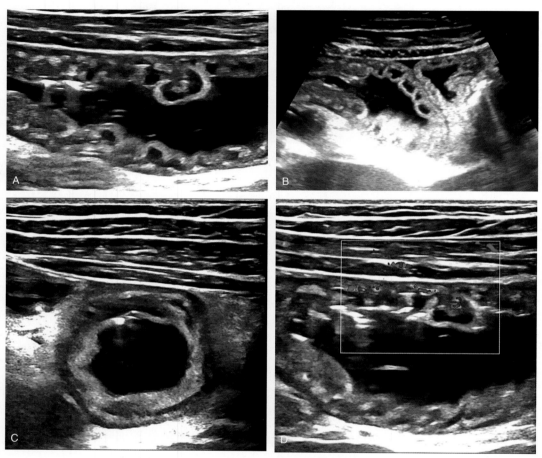

图 16-2-1 ANCA 相关性血管炎累及肠道超声检查

A、B. 腹腔见多段异常小肠，以左侧腹小肠为著，最厚处约 0.8 cm，以黏膜层增厚为主，呈麻花状，肠周少量积液；C. 肠管短轴面显示肠壁黏膜层不均匀性增厚；D.CDFI 显示肠壁血供稍增多，黏膜层麻花状结构并非扩张血管。

【CT 检查】

下腹部部分小肠壁增厚伴周围少许渗出改变，考虑炎性病变（图 16-2-2）。

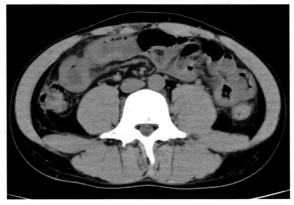

图 16-2-2　ANCA 相关性血管炎累及肠道 CT 检查

【内镜检查】

结肠镜检查未见异常。

【诊疗经过】

入院后完善相关检查，ANCA 相关性血管炎累及肾脏、肺部、血液系统、肠道诊断明确，建议患者行 CD20 单抗免疫治疗，患者表示暂不考虑。经制酸护胃、抗感染及营养支持等处理后，患者无再排血便，无腹痛，好转出院。

【解析】

血管炎是以血管壁具有炎症为特征的疾病统称。医学界对血管炎的分类几十年来历经数次变革，目前多采用 2012 年 Chapel Hill 共识会议（简称 CHCC）的分类标准。血管炎包括大血管炎、中血管炎、小血管炎、变应性血管炎及单器官血管炎。小血管炎主要根据小血管壁上免疫复合物沉积的多寡进行划分，血清中能够检测到抗中性粒细胞胞质抗体（ANCA）的为 ANCA 相关性血管炎，血清中具有其他免疫复合物沉积的为免疫复合物性小血管炎。ANCA 相关性血管炎（AAV）包括显微镜下（多）血管炎（MPA）、肉芽肿性（多）血管炎（GAP）、嗜酸性肉芽肿性（多）血管炎（EGPA）。MPA 主要累及毛细血管和微小动静脉，也可累及中小动脉，肺毛细血管炎和坏死性肾小球肾炎较为常见；GAP 主要累及中、小血管的坏死性血管炎，常引起上、下呼吸道肉芽肿性血管炎；EGPA 主要累及中、小血管，为组织中嗜酸粒细胞浸润的肉芽肿性坏死性血管炎。

ANCA 相关性血管炎 AAV 是累及全身多系统、以小血管损害为主、血清 ANCA 阳性的一组血管炎。AAV 发病率低（20 ~ 100 / 百万），中老年人发病居多，临床表现复杂多变，一般表现有发热、体重减轻、乏力、纳差等症状，其中以发热最为常见。该病以血清中可检测到 ANCA 自身抗体为突出特点，累及肺、肾、上呼吸道以及皮肤等部位多见，文献报道约 20% ~ 30% 累及消化道。

AAV 累及消化系统时，可损害血管、胃肠道或实质器官。累及血管可引起肠系膜、肝脏或脾脏血管的动脉瘤或闭塞；累及胃肠道时，以小肠受累最常见，表现为黏膜下出血、充血和多发性溃疡，且溃疡呈不规则和不均匀状；下消化道以降结肠损害为主，横结肠和乙状结肠黏膜多无明显异常。在疾病进程中，消化道出血往往发生在小血管炎早期阶段，有文献报道在所总结的病例中均发生在疾病最初 21 个月内；患者在出现消化道出血时，大多已经存在肾脏受累，绝大部分患者有肺及耳鼻喉的表现。远端小肠是最常见的出血部分，其次是近端小肠，再者结肠和直肠亦可受累。也有文献报道可累及食管、肝脏、胆囊、胰腺等部位而导致出血。

目前有关 AAV 累及消化道的超声表现国内外仍未见报道。该患者超声检查小肠长轴切面显示的"串珠样"无回声环、短轴切面显示的"弧形"无回声带，未测及血流信号，推测为小肠壁黏膜层与黏膜下层间局限性积液，亦不能排除肠壁出血或坏死囊变。AAV 累及肠道更多见于小肠，本病例患者行肠道准备后，肠道超声检查可较清晰显示结直肠壁，肠壁无增厚或溃疡，肠管无狭窄或扩张，结肠镜亦未见异常。

病例三

【病史】

男，45 岁，10 天前无明显诱因出现中腹持续性闷痛，伴恶心，排不成形黑便。后出现四肢末端紫癜。既往史、个人史、家族史无特殊。

【体格检查】

腹平坦，上腹及下腹轻压痛，无反跳痛，肠鸣音 4 次 / 分。双上肢及双下肢末端可见散在紫癜，分布对称，呈针尖样，色暗红，不高出皮肤，按压不褪色。

【实验室检查】

（1）血常规：白细胞 16.82×10^9/L、中性粒细胞 80.6%、CRP 28.67 mg/L；

（2）粪便 OB+ 成人钙卫蛋白：阳性。

【超声检查】

小肠壁增厚（炎症）（图 16-3-1）。

【内镜检查】

回肠末段多发溃疡，性质待定（图 16-3-2）。

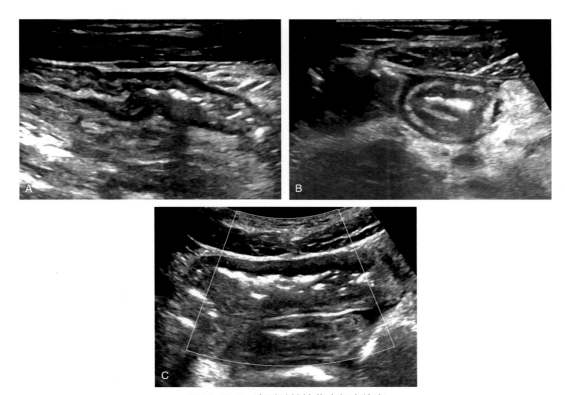

图 16-3-1　腹型过敏性紫癜超声检查

　　A. 中下腹小肠壁弥漫性增厚，最厚处约 0.8 cm；B. 以黏膜层增厚为主，局部黏膜下层连续性中断；C. 肠壁可见少许点状血流信号。

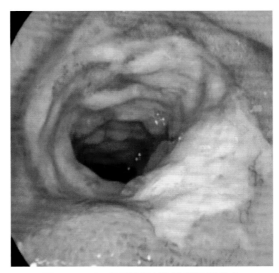

图 16-3-2　腹型过敏性紫癜肠镜检查

　　末段回肠黏膜片状溃疡，被黄白苔，其上黏膜散在结节样隆起，周边黏膜充血。

【诊疗经过】

入院后完善相关检查，行肠镜检查，活检病理诊断：末段回肠黏膜慢性 - 活动性炎，另见炎性坏死渗出物。临床考虑过敏性紫癜（混合型），予甲泼尼龙抗炎，氯雷他定抗过敏等治疗，复查肠镜回肠溃疡较前明显减轻，患者无腹痛、便血、四肢紫癜。

【解析】

这是一例成人腹型过敏性紫癜的病例。过敏性紫癜可发生在任何年龄段的人群，但好发于学龄期儿童，以 2 ~ 6 岁最常见，首发症状以皮肤紫癜为主，少数患者先出现腹痛、关节痛或肾脏症状。典型超声表现为：受累肠壁僵硬、肠蠕动减弱或消失；肠壁增厚，回声减低，肠腔向心性或偏心性狭窄。

本例声像图表现为中下腹小肠壁弥漫性增厚，以黏膜层增厚为主，局部黏膜下层连续性中断，肠壁可见少许点状血流信号，符合小肠炎性改变；结合患者四肢末端紫癜、腹痛等症状，腹型过敏性紫癜诊断成立。

病例四

【病史】

女，59 岁，2 个月前无明显诱因出现腹痛，以上腹部明显，呈绞痛、针刺痛，疼痛与进食、排便排气及体位改变无明显关系，持续数分钟可自行缓解，伴恶心、呕吐。外院给予抗感染、对症支持治疗后，症状稍好转，之后腹痛反复发作。发病以来体重减轻 10 kg。既往发现高血压、糖尿病 8 年。个人史、家族史无特殊。

【体格检查】

入院后体温波动在 36.2 ~ 38.2℃；腹平软，无肌紧张，全腹压痛、反跳痛明显。

【实验室检查】

（1）免疫全套：IgG 19.20 g/L、IgM 0.40 g/L、IgA 7.08 g/L、IgG4 1.950 g/L，均升高；

（2）ANA+ANA 抗体谱、自身免疫性肝病抗体谱、血清免疫固定电泳结果：阴性。

【超声检查】

（1）回肠结肠壁局限性增厚伴肠周脂肪组织增厚，考虑炎症；

（2）肠系膜上动脉起始端明显狭窄伴侧支循环形成（图 16-4-1）。

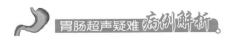
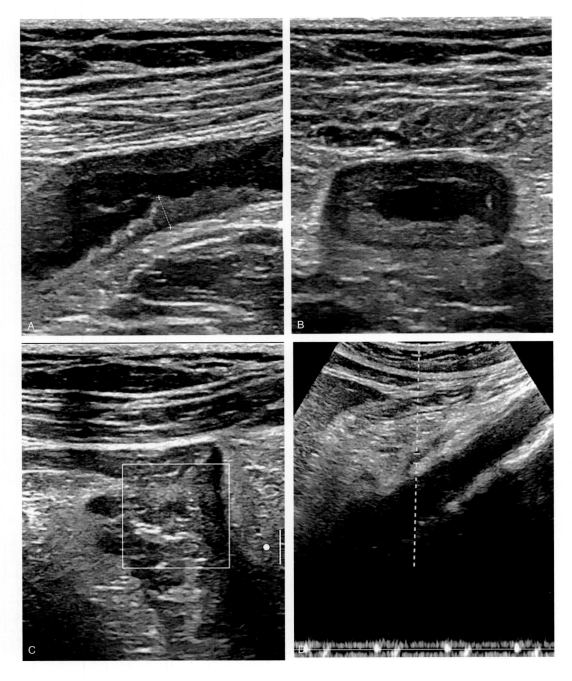

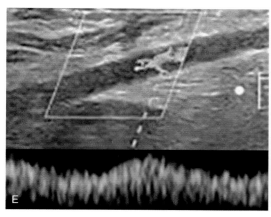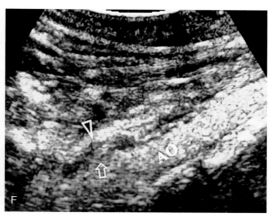

图 16-4-1　抗磷脂综合征超声检查

A. 下腹部小肠壁不均匀性增厚，以回肠末段为著，厚约 0.7 cm，黏膜面凹凸不平；B. 小肠短轴切面显示肠壁环周增厚，层次不清；C.CDFI 显示增厚的肠壁未见血流信号；D. 肠系膜上动脉起始段明显狭窄，PW 测及低速血流信号，PSV=8 cm/s；E. 距肠系膜上动脉起始段约 6 cm 处，测及低速血流信号，PSV=12 cm/s，呈小慢波改变；F. 静脉路超声造影，25 s 时，腹主动脉（AO）明显强化，但肠系膜上动脉起始段（箭头）增强较弱，腹腔动脉见一分支与肠系膜上动脉沟通（三角号）。

【CT 检查】

腹腔干起始段、肠系膜上动脉起始段及其分支回肠动脉、肠系膜下动脉未见显影，考虑栓塞可能（图 16-4-2）。

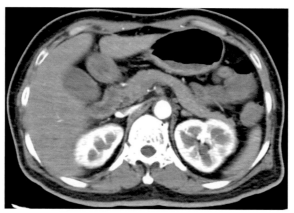

图 16-4-2　肠系膜动静脉 CT 检查

肠系膜上动脉起始段未见显影。

【内镜检查】

回肠末端、横结肠溃疡（图 16-4-3）。

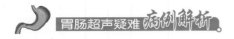
【活检病理诊断】

黏膜慢性活动性炎。

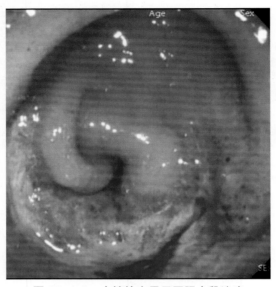

图 16-4-3　内镜检查显示回肠末段溃疡

【诊疗经过】

患者入院后完善各项检查，考虑缺血性肠病，但具体缺血原因不明。经抗炎、扩血管等处理，腹痛无缓解，遂转诊上级医院，查肠系膜动脉 CTA、静脉 CTV 提示肠系膜上动脉起始处及远端分支栓子形成，行腹腔镜检查 + 小肠部分切除术，术后病理诊断：小肠出血性梗死组织学改变。查抗心磷脂抗体 IgA 26.32 PL-U/mL、IgG 58.26 PL-U/mL、IgM 2.69 PL-U/mL，抗 β_2 糖蛋白 1 抗体 99.5 RU/mL，狼疮抗凝物比值 2.0，血小板计数 248×10^9/L，红细胞沉降率 91 mm/H，粪隐血 ++。临床考虑为灾难性抗磷脂综合征，行甲强龙冲击疗法、人免疫球蛋白封闭抗体等治疗，复查肠系膜血管 CTA、CTV 提示血栓范围较前缩小。

【解析】

患者反复腹痛 2 个月，病因不明，既往有高血压、糖尿病史。入院后超声检查显示小肠及结肠壁增厚，考虑为炎症，同时发现肠系膜上动脉阻塞伴侧支循环形成，血流明显减少，考虑为缺血性肠炎。CT 肠系膜动静脉造影检查考虑为动脉栓塞。具体引发动脉阻塞的原因不清，临床考虑为自身免疫性疾病所致可能，予以抑制免疫、抗炎及对症处理，腹痛无缓解。患者转诊上级医院，急诊切除病变肠管，术后病理诊断小肠出血性梗死，结合抗磷脂抗体阳性等实验室检查，诊断为灾难性抗磷脂综合征。

抗磷脂综合征（antiphospholipid syndrome，APS）是以血栓事件、病理妊娠、血小板减少和抗磷脂抗体持续阳性为特征的一组自身免疫性疾病，是一种常见的易栓症，动脉、静脉均可受累，以女性多见，好发于中青年。灾难性抗磷脂综合征（catastrophic antiphospholipid syndrome，CAPS）是最严重的特殊类型，发生于约1%的APS患者，表现为多发血栓形成、多脏器衰竭和血小板减少，常危及生命。

本病例为灾难性抗磷脂综合征致肠系膜上动脉分支阻塞、小肠大段坏死，临床较为罕见，应与多发性大动脉炎及动脉硬化闭塞症鉴别，详见表16-5-1。

表 16-5-1　多发性大动脉炎与动脉硬化闭塞症鉴别诊断要点

	多发性大动脉炎	动脉硬化性闭塞症
性别	女性多见	男性多见
发病年龄	青、幼年多见	中、老年多见
实验室检查	常有红细胞沉降率增快	常有血脂增高
相关疾病	结核病、风湿病	高血压、糖尿病、冠心病
临床表现	受累动脉缺血性表现，病变活动期尚有发热、肌肉酸痛等，除累及肾动脉外，一般无高血压	高血压、受累动脉缺血性表现
好发部位	主动脉弓及其分支最常见，其次为胸、腹主动脉及其分支	腹主动脉、下肢动脉、颈动脉分叉处、冠状动脉，锁骨下动脉受累相对较少
声像图	全层管壁弥漫或局限性增厚，一般无钙化斑块，非病变管壁正常	广泛不规则狭窄和节段性闭塞，管壁多处见钙化斑块

（陈志奎　卓敏玲）

第十七章　胃肠周围血管疾病

病例一

【病史】

女，47岁，近一周出现右上腹间歇性闷痛，伴食欲缺乏，食欲减退。3年前行左侧乳腺癌切除术。个人史、家族史无特殊。

【体格检查】

腹软，无压痛及反跳痛，未触及包块。

【实验室检查】

（1）肿瘤标志物：CA199 581.90 U/mL，CA125 562.10 U/mL；

（2）乙肝两对半、血常规、血生化：大致正常。

【超声检查】

（1）肝多发低–等回声结节及团块，考虑转移瘤；

（2）门静脉主干及下腔静脉肝段受压变细；

（3）食管胃底静脉曲张（图17–1–1）。

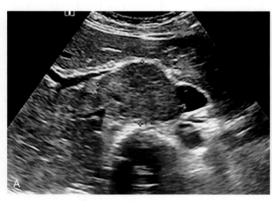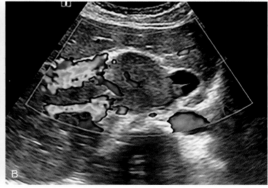

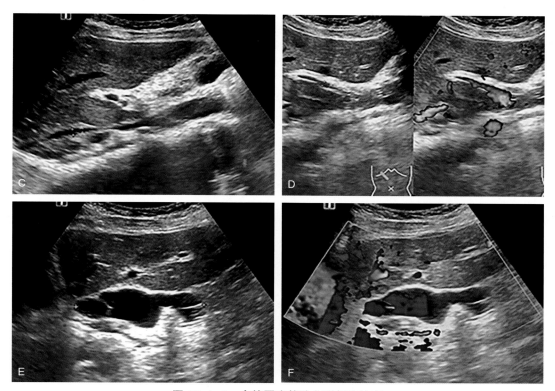

图 17-1-1　食管胃底静脉曲张超声检查

A、B. 肝内见数个低－等回声结节及团块，大者约 6.1 cm×4.3 cm（尾状叶），界尚清，周边及内部可见血流信号；C、D. 门静脉主干及下腔静脉肝段受压变细（径分别约 0.4 cm、0.3 cm），内透声好，未见明显异常血流信号；E、F. 食管－胃底区域见迂曲扩张管状无回声区，范围约 7.6 cm×2.2 cm，内见持续血流信号。

【诊疗经过】

入院后完善相关检查，在局麻下行"经皮肝穿刺活检术"，病理诊断：（肝肿物穿刺组织）见癌浸润，结合临床病史及免疫组化结果，符合乳腺来源，临床予以化疗及靶向治疗。

【解析】

本例患者为乳腺癌术后肝转移，因肝内多发转移瘤，肿瘤较大且邻近门静脉主干，压迫门静脉及肝段下腔静脉，使门静脉血液回流受阻，门静脉压力升高，导致食管－胃底静脉曲张。

病例二

【病史】

男，52 岁，5 年来出现反复腹胀、呕吐，伴食欲缺乏，食欲减退。既往史、个人史、

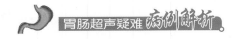

家族史无特殊。

【体格检查】

消瘦体形，上腹部见一10 cm×10 cm隆起，站立时明显，平卧位可回纳，全腹软，无压痛，无反跳痛。

【实验室检查】

血常规、粪常规、生化全套：大致正常。

【超声检查】

（1）考虑肠系膜上动脉综合征；

（2）胃潴留、胃下垂（图17-2-1）。

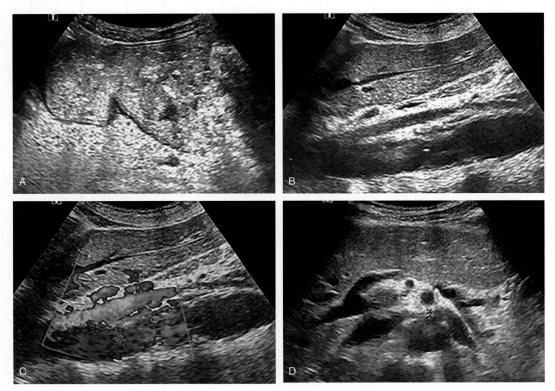

图17-2-1　肠系膜上动脉综合征超声检查

A.坐位时胃下缘达髂嵴连线以下，胃腔见大量内容物回声；B、C.肠系膜上动脉与腹主动脉间夹角变小，约10°，其间十二指肠管腔（肠系膜上动脉跨越处）明显受压变窄；D.其间左肾静脉受压变窄，远心端扩张，呈"胡桃夹"征。

【数字胃肠造影】

考虑十二指肠淤滞症。

【肠系膜动脉 CTA 】

考虑肠系膜上动脉综合征（图 17-2-2 ）。

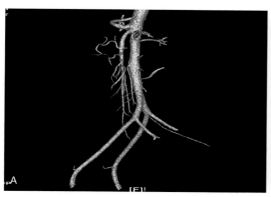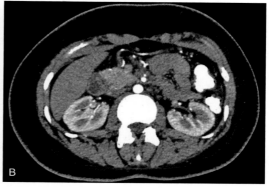

图 17-2-2　肠系膜上动脉综合征 CT 检查

A. 肠系膜上动脉与腹主动脉夹角变小；B. 十二指肠水平段受压。

【诊疗经过 】

入院后完善相关检查，结合患者病史及相关影像学检查，肠系膜上动脉压迫综合征诊断明确，行十二指肠 – 空肠吻合术。

【解析 】

患者反复腹胀、呕吐 5 年，超声检查显示肠系膜上动脉与腹主动脉间夹角仅约 10°，其内十二指肠水平段明显受压变窄，十二指肠球降部扩张、胃潴留，符合十二指肠淤积综合征的超声表现，同时伴有胡桃夹现象。患者为中年男性，体型较为消瘦，肠系膜上动脉与腹主动脉间的脂肪组织少，容易诱发肠系膜上动脉压迫综合征，而十二指肠淤积后，患者反复呕吐、食欲缺乏又使体重下降加重，恶性循环。临床上多采用十二指肠 – 空肠吻合术来解除梗阻，缓解症状。

病例三

【病史 】

女，37 岁，反复上腹胀 8 年余，4 年前症状加重，伴进行性消瘦、排便困难。1 年前诊断可能焦虑状态。个人史、家族史等无特殊。

【体格检查 】

消瘦外观，腹部平坦，无压痛，未触及明显包块。

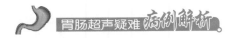

【实验室检查】

（1）血生化全套、血常规：大致正常；

（2）肿瘤标志物（AFP+CA199+CA125+CEA+CA72-4）：大致正常。

【超声检查】

考虑肠系膜上动脉综合征（图 17-3-1）。

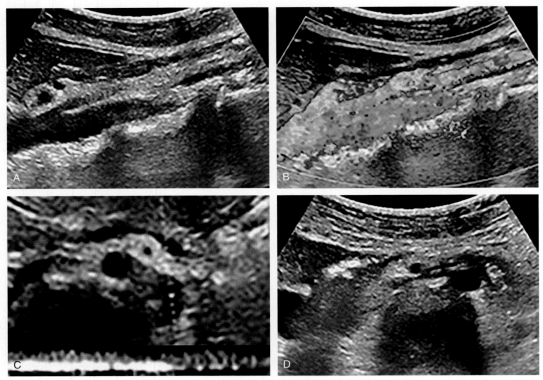

图 17-3-1　肠系膜上动脉压迫综合征超声检查

　　A、B.肠系膜上动脉与腹主动脉间夹角明显变小，约 3°，二者间距离约 0.6 cm，十二指肠腔受压变瘪；C.左肾静脉远心端扩张；D.十二指肠水平部受压变瘪。

【上中消化道 X 线造影】

（1）考虑胃下垂；

（2）十二指肠淤积（图 17-3-2）。

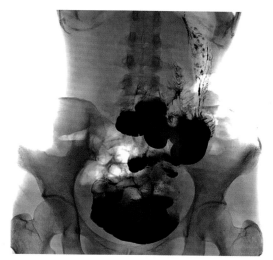

图 17-3-2 十二指肠淤积造影检查

【CT 肠系膜静脉造影】

考虑肠系膜上动脉综合征（图 17-3-3）。

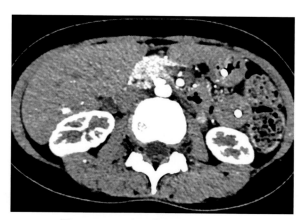

图 17-3-3 十二指肠淤积 CT 检查

【诊疗经过】

入院后完善相关检查，诊断肠系膜上动脉综合征，行腹腔镜辅助远端胃大部切除术，胃空肠吻合。术中见胃轻度扩张伴胃壁增厚，十二指肠稍扩张，胃及十二指肠未见明显肿瘤。病理检查：（部分胃）镜下见胃黏膜呈慢性浅表性胃炎。

【解析】

患者为青年女性，病史较长，反复上腹胀 8 年，进行性消瘦，通过超声检查显示肠系膜上动脉与腹主动脉间夹角仅约 3°，二者间距离约 0.6 cm，结合病史，肠系膜上动脉综合征诊断成立。随着超声仪器设备的更新发展，分辨率不断提高，通过仪器自带软件包可准确测量肠系膜上动脉与腹主动脉间夹角，具有实时、无创、准确等优点。

病例四

【病史】

男，83 岁，1 天前无明显诱因出现剧烈阵发性腹痛，伴呕吐。既往"脑梗死、高血压、腹主动脉粥样硬化"病史。个人史、家族史无特殊。

【体格检查】

腹部轻压痛，无反跳痛。

【实验室检查】

（1）血常规：白细胞计数 15.89×10⁹/L;

（2）C- 反应蛋白 30.30 mg/L;

（3）D- 二聚体 2.63 μg/mL;

（4）生化全套：大致正常。

【超声检查】

（1）肠系膜上动脉中远段血栓栓塞；

（2）肠系膜上动脉粥样硬化伴斑块形成（图 17-4-1）。

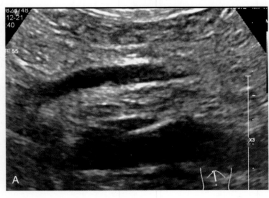
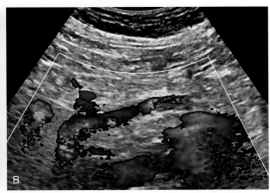

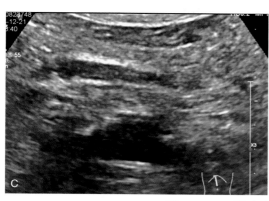 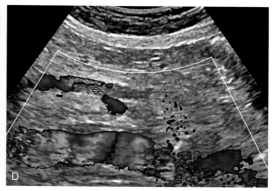

图 17-4-1 肠系膜上动脉栓塞超声检查

　　A、B. 肠系膜上动脉近心段管壁内中膜增厚，管壁见多发附壁点状、斑状强回声，血流束不光整；C、D. 肠系膜上动脉中远段管壁内中膜增厚，管腔内见低 - 高回声实体充填，管腔内未见明显血流信号。

【肠系膜动脉 CTA 】

　　肠系膜上动脉近段管壁钙化斑，中远段管腔内血栓形成伴闭塞（图 17-4-2）。

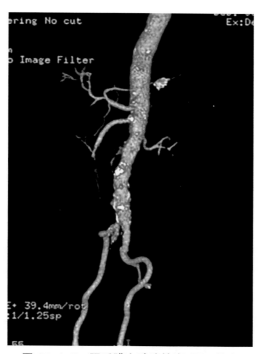

图 17-4-2 肠系膜上动脉栓塞 CTA 检查

【诊疗经过 】

　　入院后完善相关检查，结合患者病史及相关影像学检查，临床诊断肠系膜上动脉血栓栓塞，予解痉止痛、抗凝、扩血管、抗感染等治疗后，患者腹痛较前缓解，复查彩超，肠系膜上动脉内未见明显实体回声，血流尚通畅。

【解析】

本例患者为老年男性，有"脑梗死、高血压、腹主动脉粥样硬化"等心血管病史，检查血 D-二聚体升高，处于血栓形成的高风险状态。超声检查发现肠系膜上动脉内中膜增厚，管腔内见实体充填，未见血流信号，考虑肠系膜上动脉血栓栓塞。肠系膜上动脉供应小肠、右半结肠及横结肠，血供减少或消失时可引起剧烈腹痛。对于老年男性，存在心血管基础疾病，突发腹痛 2 小时以上者，应警惕急性缺血性肠病的可能。

病例五

【病史】

女，58 岁，1 个月前出现上腹部间歇性闷痛，3 天前外院上腹部超声检查考虑胰腺肿物。既往史、个人史、家族史无特殊。

【体格检查】

上腹部轻压痛，无反跳痛，腹部叩诊鼓音，胃泡鼓音区存在。

【实验室检查】

（1）肿瘤标志物：CA125 77.15 U/mL；

（2）血常规、生化、凝血四项 +D-二聚体：大致正常。

【超声检查】

（1）胰颈体部低回声团块，考虑胰腺癌；

（2）肠系膜上静脉实体回声，考虑癌栓（图 17-5-1）。

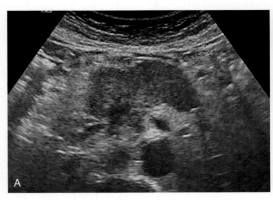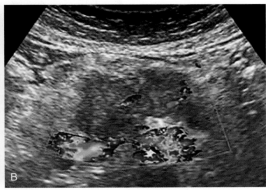

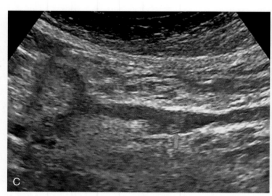
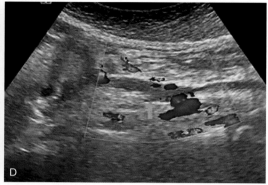

图 17-5-1 肠系膜上静脉瘤栓超声检查

A、B.胰腺颈体部见一低回声团块，大小约 5.2 cm×2.7 cm，界欠清，形态不规则，可见少量血流信号；C、D.肠系膜上静脉内径约 0.8 cm，管腔内见实体回声，实体可见点状血流信号。

【上腹部 CT 平扫 + 增强检查】

胰腺颈体部低密度肿块影，考虑胰腺癌，病灶包绕肝动脉、脾动脉及腹腔干末端，累及肠系膜上静脉、脾静脉及门静脉（图 17-5-2）。

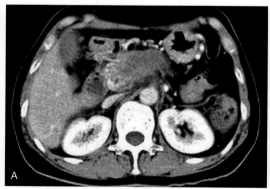
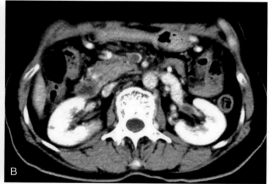

图 17-5-2 肠系膜上静脉瘤栓 CT 检查

A、B.胰腺颈体部低密度肿块影，边缘欠清，增强后呈不均匀轻度强化；肠系膜上静脉内可见低密度充盈缺损。

【诊疗经过】

入院后行腹腔镜胰腺肿物穿刺活检术，术中见左肝表面一白色结节，径约 0.3 cm，胰腺颈体部见白色质硬肿物，直径约 5 cm，切除肝脏结节，胰腺肿物穿刺 2 针。术后病理诊断：（肝脏结节）腺癌结节；胰腺肿物（穿刺活检组织），镜下见腺癌浸润，结合免疫组化结果及临床病史，符合胆管胰腺系统来源。患者肿瘤晚期，放弃治疗，自动

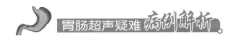

出院。

【解析】

本病例为胰腺颈体部癌侵犯肠系膜上静脉、脾静脉、门静脉，超声显示肠系膜上静脉内见低回声实体充填，实体内可见血流信号，肠系膜上静脉内癌栓诊断成立。胰腺癌侵犯肠系膜上静脉形成癌栓可引起肠系膜上静脉引流区域肠管淤血、缺血，但癌栓形成的过程相对较为缓慢，机体常通过形成侧支循环进行代偿，故缺血症状常不明显。患者上腹部间歇性闷痛可能系胰腺癌侵犯周围组织及神经所致，也可能与肠系膜上静脉淤血所致的缺血性肠病有关。

（李志勇　陈华）

第十八章

胃肠其他疾病

病例一

【病史】

女，43 岁，6 个月前出现上腹部闷痛不适，尤以饱食后明显，胃镜检查提示十二指肠球部溃疡伴狭窄。既往史、个人史、家族史无特殊。

【体格检查】

外形消瘦，腹部平坦，无压痛，未触及包块，肠鸣音 3 次 / 分。

【实验室检查】

血常规、生化全套、凝血四项、肿瘤标志物：大致正常。

【超声检查】

（1）十二指肠壁增厚伴局部管腔狭窄，考虑为炎性病变，恶变待排除；

（2）胃下垂（图 18-1-1）。

【全腹 CT 平扫 + 增强检查】

胃潴留伴胃下垂（图 18-1-2）。

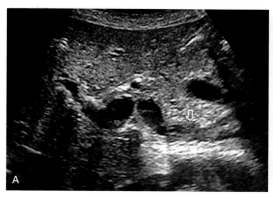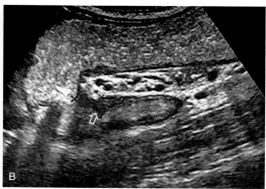

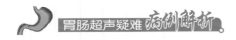

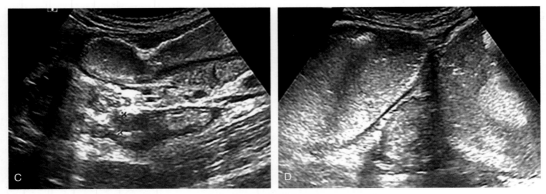

图 18-1-1　十二指肠狭窄梗阻伴胃下垂超声检查

　　A. 十二指肠球降部肠壁增厚（箭头），最厚处径约 0.9 cm，长径约 2.9 cm；B、C. 口服有回声显像剂后，十二指肠壁不均匀增厚（箭头），局部管腔明显变窄，内径约 0.4 cm；D. 胃腔扩张，坐位时胃下缘及胃角切迹低于髂嵴水平。

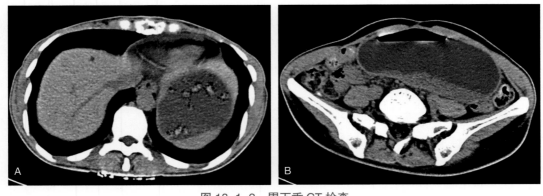

图 18-1-2　胃下垂 CT 检查

　　A. 胃扩张，内见食物残渣；B. 中下腹层面见胃腔扩张，胃角最低点低于髂嵴水平。

【术中所见】

　　入院后完善相关检查，无明显手术禁忌证，予行剖腹探查＋肠粘连松解＋胃空肠吻合术。术中见胃壁广泛水肿，幽门管及十二指肠球部僵硬、缩窄，呈瘢痕性收缩改变，幽门不全梗阻，与周围组织呈炎性粘连，幽门上下见轻微肿大淋巴结，活动度尚可。

【解析】

　　患者为中年女性，十二指肠溃疡并炎性狭窄，引起不全梗阻，慢性腹痛，体重下降。长期消瘦致使胃周韧带松弛、腹肌收缩力减弱，加上幽门及十二指肠不全梗阻导致胃潴留、胃下垂。

病例二

【病史】

男，57 岁，20 年来反复上腹痛，未规律诊治。既往史、个人史、家族史无特殊。

【体格检查】

上腹部轻压痛，无反跳痛，未触及明显包块。

【实验室检查】

肿瘤标志物：大致正常。

【超声检查】

（1）胃壁增厚，考虑胃癌；

（2）胃周淋巴结肿大（图 18-2-1）。

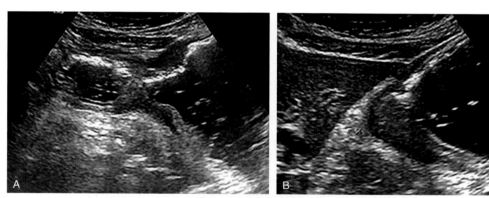

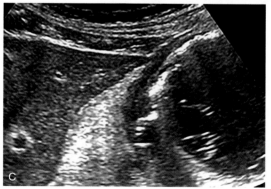

图 18-2-1　嗜酸细胞性胃炎超声检查

A. 胃角壁增厚，层次不清；B、C. 胃体小弯壁增厚，表面溃疡凹陷，可见强回声附着，浆膜层稍毛糙。

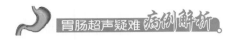

【内镜检查】

胃体溃疡，考虑胃癌（图 18-2-2）。

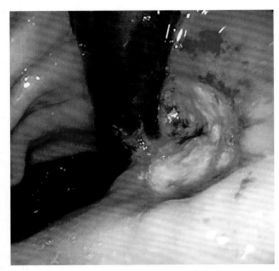

图 18-2-2　胃体溃疡内镜检查

胃体小弯侧见巨大溃疡灶，被秽苔，周边隆起，活检脆，易出血。

【CT 检查】

考虑胃癌伴淋巴结转移（图 18-2-3）。

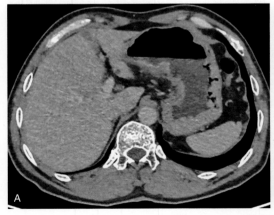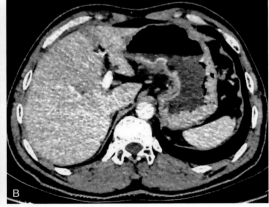

图 18-2-3　嗜酸细胞性胃炎 CT 检查

A. 平扫显示胃小弯侧胃壁不均匀增厚，局部浆膜面毛糙；B 增强扫描增厚胃壁不均匀强化。

【诊疗经过】

入院后完善相关检查，无明显手术禁忌证，予行腹腔镜辅助根治性全胃切除术，术中见肿块位于胃体近胃角处，大小约 4.0 cm×3.0 cm，胃周可见肿大淋巴结。

【病理诊断】

胃窦小弯侧嗜酸细胞性胃炎。

【解析】

患者为中老年男性，腹痛病史较长，术后病理诊断为嗜酸细胞性胃炎。术前院外及入院后内镜两次检查、CT 检查均误诊为胃癌。超声检查显示胃角及胃体小弯壁增厚，范围较广，表面溃疡，伴胃周淋巴结肿大，亦误诊为胃癌。胃消化性溃疡与胃癌的超声表现存在很大重叠，鉴别诊断较为困难。

患者术前肿瘤标志物检测均正常，但胃癌目前尚缺乏特异性的肿瘤标志物，肿瘤标志物正常亦无法排除胃癌的可能性。此外，患者血常规检查嗜酸性粒细胞正常，且嗜酸细胞性胃炎比较罕见，术前各种影像学检查包括两次胃镜检查均提示为胃癌，加之病灶范围较大，临床选择全胃切除术。

病例三

【病史】

男，50 岁，4 天前无明显诱因出现腹胀，无停止排气、排便。11 年前因胃溃疡穿孔行腹腔镜辅助下远侧胃切除术，未规律复查。个人史、家族史无特殊。

【体格检查】

全腹稍膨隆，上腹部见一长约 7 cm 纵行手术瘢痕，腹部无压痛、反跳痛，未触及明显包块。

【实验室检查】

血常规、肿瘤标志物 AFP+CA199+CA125+CEA：大致正常。

【超声检查】

胃肠吻合壁增厚，残胃癌待排除（图 18-3-1）。

【胃肠 X 线造影】

胃肠吻合术后，请结合临床（图 18-3-2）。

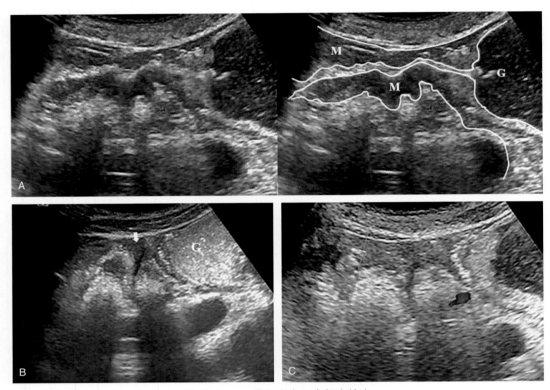

图 18-3-1　胃肠吻合口炎超声检查

A.吻合口壁不均匀性增厚（M），长约 3.1 cm，厚约 0.9 cm，局部胃腔（G）狭窄呈线样；B.吻合口壁增厚（箭头），口服有回声显像剂后通过受阻（G）；C.增厚吻合口壁未见明显血流信号。

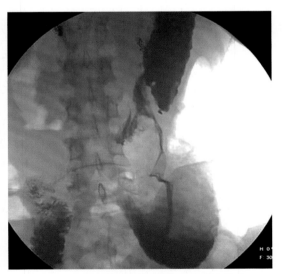

图 18-3-2　胃肠吻合术后 X 线造影检查

残胃壁柔软，蠕动弱，未见明显龛影及充盈缺损，吻合口扩缩欠佳，造影剂通过不畅。

【CT 检查】

胃术后改变，考虑吻合口狭窄，胃腔及食管明显扩张积液；腹腔散在稍肿大淋巴结（图 18-3-3）。

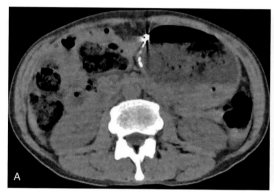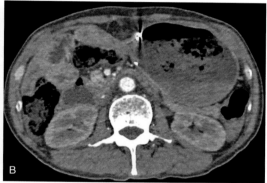

图 18-3-3　吻合口炎 CT 检查

A. 平扫显示吻合口壁稍增厚，局部管腔狭窄；B. 增强扫描未见明显强化。

【内镜检查】

吻合口肿物，考虑恶性肿瘤（图 18-3-4）。

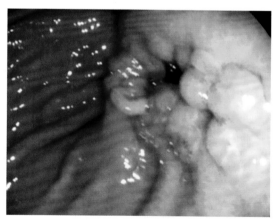

图 18-3-4　胃肠吻合口狭窄内镜检查

【诊疗经过】

入院后完善相关检查，无明显手术禁忌证，予行腹腔镜辅助残胃切除术，术中见肿物位于胃肠吻合口处，大小约 2.3 cm×2.0 cm，胃周未见可疑肿大淋巴结。

【病理诊断】

吻合口黏膜呈慢性炎。

【解析】

患者 11 年前因胃溃疡穿孔行远侧胃切除术，现出现腹胀，超声检查显示胃肠吻合口壁不均匀性增厚，病灶形态不规则，不能排除残胃癌。胃部分切除术 10 年以上，残胃癌的发生率逐渐升高，应定期复查。该患者胃肠吻合口壁不规则增厚，与残胃癌鉴别较困难，因吻合口狭窄，内镜无法通过不能充分活检，故临床上采用手术切除残胃，术后病理诊断为吻合口炎。

病例四

【病史】

男，69 岁，1 个月前出现上腹闷痛不适，进食后加重。13 年前因胃溃疡行胃大部切除术。个人史、家族史无特殊。

【体格检查】

营养较差，明显消瘦，上腹部见一长约 10 cm 纵行手术疤痕，腹部无压痛，未触及明显包块。

【实验室检查】

血生化检查、肿瘤标志物：大致正常。

【超声检查】

（1）胃肠吻合口及残胃壁增厚，考虑残胃癌；

（2）上腹部肠管明显扩张，考虑输入袢梗阻（图 18-4-1）。

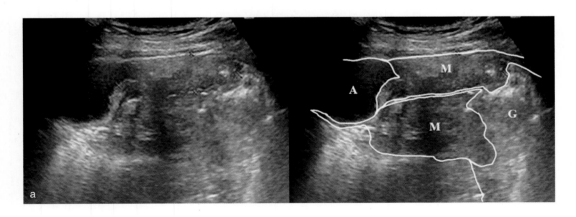

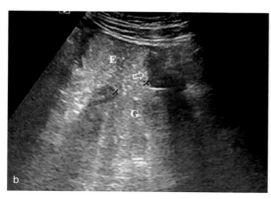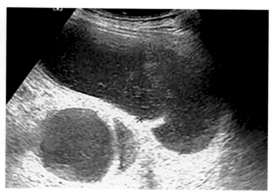

A：输入袢；E：输出袢；G：胃；M：肿块。

图 18-4-1　残胃癌超声检查

a. 口服有回声显像剂后，残胃及吻合口壁（箭头）明显增厚，长约 6.0 cm，最厚处约 1.6 cm，胃腔内见高回声显像剂，输入袢扩张，内呈无回声，未见高回声显像剂；b. 显示胃腔、增厚吻合口壁（箭头）、吻合口及输出袢；c. 输入袢明显扩张，最大内径约 5.0 cm，呈无回声。

【CT 检查】

考虑胃癌复发伴输入袢梗阻（图 18-4-2）。

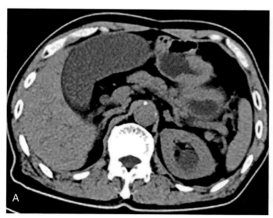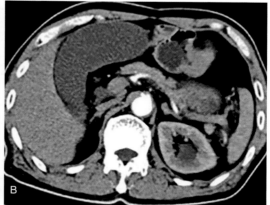

图 18-4-2　残胃癌 CT 检查

A. 平扫显示胃肠吻合口壁增厚；B. 增强扫描可见强化。

【诊疗经过】

入院后完善相关检查，无明显手术禁忌证，予行腹腔镜辅助腹腔粘连松解＋残胃全胃切除术。术中见肿瘤位于吻合口处，残胃壁明显增厚，壁僵硬，输入袢不全梗阻致肠腔胀大、充血。

【病理诊断】

吻合口溃疡中分化管状腺癌，累及浆膜层。

【解析】

胃毕Ⅱ式术后残胃与空肠吻合，十二指肠残端缝合，慢性输入袢梗阻多为输入袢过长扭转所致。该患者胃大部分切除术后 13 年，一个月来出现上腹闷痛，超声检查显示十二指肠及空肠明显迂曲扩张，口服有回声显像剂后，残胃充盈尚好，造影剂进入输出袢尚顺畅，但吻合口壁局部增厚，造影剂未进入输入袢，提示局部占位导致输入袢梗阻。

口服超声显像剂后，正常情况下大部分造影剂进入输出袢，少部分流入输入袢，通过超声检查可较清晰显示吻合口内径、吻合口壁厚度，及吻合口是否通畅等。有回声显像剂比水剂可更清晰显示吻合口情况，减少超声伪像干扰，而口服微泡悬液后通过灰阶造影双幅显示，可清晰观察胃腔及吻合口情况，通过负性显影显示吻合口壁情况，具有更高的诊断敏感性。

病例五

【病史】

患者，男，69 岁，反复中上腹痛 2 周，无腹胀、恶心呕吐、腹泻等不适。外院胃镜活检病理诊断胃黏液腺癌。10 年前因胃溃疡行胃大部切除术。家族史等无特殊。

【体格检查】

上腹部见一长约 8 cm 纵行手术瘢痕，愈合好。腹部平坦，无压痛，未触及包块，肠鸣音 4 次 / 分。

【实验室检查】

（1）肿瘤标志物：CEA 7 ng/mL；
（2）血常规、血生化全套：大致正常。

【超声检查】

食管腹段、残胃壁弥漫性增厚，考虑恶性肿瘤（图 18-5-1）。

【全腹 CT 平扫 + 增强检查】

考虑残胃癌（图 18-5-2）。

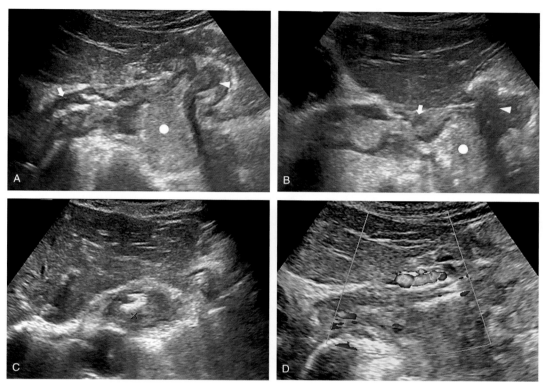

图 18-5-1 残胃癌超声检查

A. 食管贲门长轴切面，贲门食管壁增厚（箭头），胃肠吻合口壁增厚，吻合口狭窄（三角号），残胃腔小（圆号）；B. 食管贲门长轴切面，口服有回声显像剂后，食管下段壁增厚，管腔内可见滞留的高回声造影剂，贲门增厚狭窄（箭头），胃肠吻合口增厚狭窄（三角号），残胃腔小（圆号）；C. 剑突下斜切显示贲门短轴，贲门壁增厚；D. CDFI 显示肿瘤内少量血流信号，周边血管稍扩张。

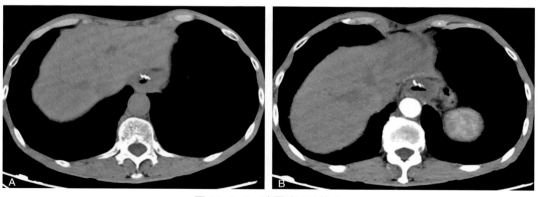

图 18-5-2 残胃癌 CT 检查

A. 平扫显示贲门壁不规则增厚；B. 增强扫描动脉期病灶轻度强化。

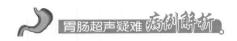

【食管吞泛影葡胺造影】

远侧胃术后改变，贲门结构紊乱，请结合临床（图 18-5-3）。

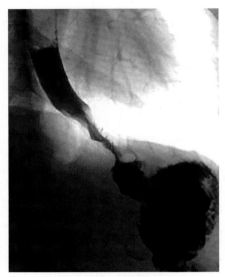

图 18-5-3　食管吞泛影葡胺造影

【诊疗经过】

结合外院病理检查及本院相关检查，"残胃癌累及食管下段"诊断明确，予"多西他赛＋替吉奥"方案化疗，定期随访复查。

【解析】

患者为老年男性，胃大部分切除术后 10 年，发生残胃癌的危险明显上升。口服有回声显像剂后，超声检查发现食管腹段、残胃壁弥漫性增厚，符合残胃癌累及食管的诊断。由于患者肿瘤累及范围比较广泛，侵及浆膜层，为胃癌局部晚期，行新辅助化疗。

病例六

【病史】

女，68 岁，反复腹痛 1 年，呈间歇性闷痛，持续数小时，无向他处放射痛，可自行好转。患糖尿病 6 年。家族史无特殊。

【体格检查】

下腹部扪及一肿物，大小约 8 cm×7 cm，质稍硬，无压痛，活动度好。

【实验室检查】

（1）肿瘤标志物：CA199 38.46 U/mL、CA125 50.49 U/mL；

（2）血常规、粪便潜血试验：正常。

【超声检查】

（1）下腹部厚壁囊性肿块，考虑间叶源性肿瘤；

（2）左侧腹小肠壁稍增厚；

（3）腹腔少量积液（图 18-6-1）。

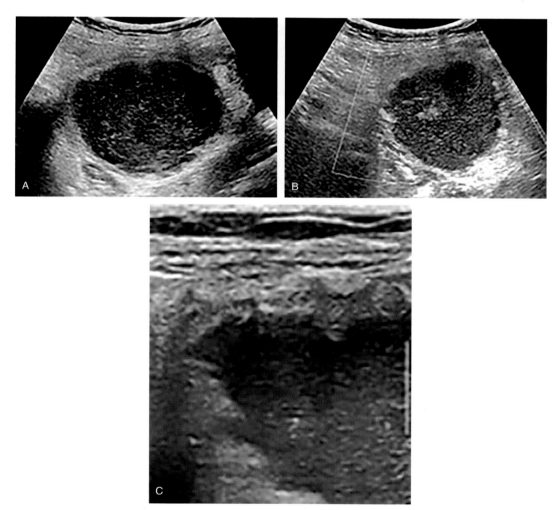

图 18-6-1　结肠脓肿超声检查

A. 下腹部厚壁囊性肿块，大小约 8.4 cm×6.0 cm，界尚清，形态规则，内透声差；B. 囊壁少许血流信号；C. 高频超声显示囊壁厚薄不均。

【CT检查】

右下腹占位，建议进一步检查（图18-6-2）。

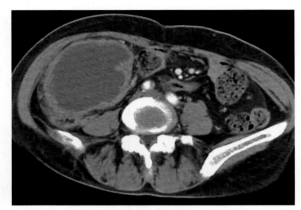

图18-6-2　结肠脓肿CT检查

右下腹团状影，其内见水样密度影，囊壁不规则，增强后可见囊壁明显强化。

【诊疗经过】

入院后完善相关检查，无明显手术禁忌证，予行腹腔镜辅助部分横结肠切除术，盆腔见少量淡黄色腹水，横结肠中段见一大小约15 cm×12 cm×10 cm肿物，包膜完整，界尚清，移动度较大。

【病理诊断】

横结肠浆膜侧见一囊性结节，囊内可见脓液，镜下见囊壁纤维组织增生伴炎症细胞浸润，囊内见坏死及大量泡沫样组织细胞，未见肿瘤证据。

【解析】

患者为老年女性，慢性腹痛1年，伴糖尿病史。术前影像学检查发现下腹部厚壁囊性肿块，伴腹盆腔少量积液，超声误诊为间叶源性肿瘤；体积较大的间叶源性肿瘤可由于坏死囊变呈现混合回声，瘤内可见大小不等的不规则液性区，与本例厚壁液性区不符。患者没有排便异常表现，并且结肠脓肿体积较大，位于浆膜层突向肠外，超声检查时未考虑到病灶来源于结肠，因此没有进行灌肠充盈结肠，即使使用了高频探头也未能发现病灶与结肠的关系，导致定位定性诊断错误。

病例七

【病史】

男，65岁，半个月前大量进食桃子后出现腹痛腹泻，呈黄色稀水样便，10～20次/天，排便后腹痛可缓解。既往史、个人史、家族史无特殊。

【体格检查】

未见明显阳性体征。

【实验室检查】

（1）肿瘤标志物：大致正常；

（2）粪便常规+潜血试验：正常；

（3）粪便普通培养：阴性；

（4）粪便真菌培养：大量白念珠菌；

（5）产毒素型艰难梭菌检测阴性。

【超声检查】

直肠前壁黏膜层稍增厚，考虑炎症（图18-7-1）。

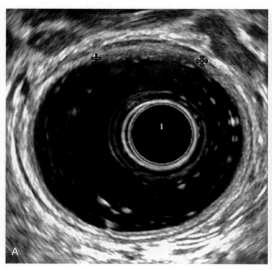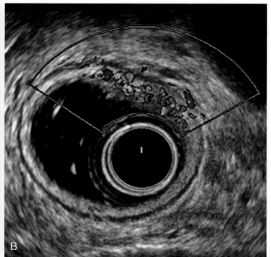

图 18-7-1　直肠炎腔内超声检查

A.距肛缘约7 cm处直肠前壁黏膜层增厚，厚约0.45 cm，上下径约2 cm，宽径1.9 cm，黏膜表面粗糙，局部黏膜下层及固有肌层层次尚清晰；B.CDFI可见较丰富血流信号。

【内镜检查】

考虑结肠炎（图 18-7-2）。

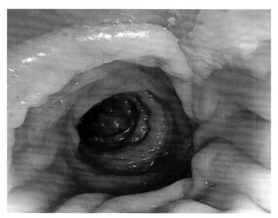

图 18-7-2　结肠炎内镜检查

各段结肠黏膜稍水肿，血管网欠清晰，未见溃疡及新生物。

【腹部 CT 检查】

未见明显异常。

【诊疗经过】

入院后完善相关检查，考虑结肠炎，予以止泻、抗真菌、调节肠道菌群等处理，病情好转出院。

【解析】

该患者腹痛腹泻半个月入院，经直肠腔内超声检查，可较清晰显示直肠壁病变，表现为直肠黏膜层局灶性稍增厚，表面粗糙，与黏膜下层分界模糊，CDFI 显示较为丰富的血流信号，超声考虑为炎症性病变。患者为老年男性，应与直肠占位进行鉴别。直肠黏膜层局灶性占位主要包括良性的息肉、神经内分泌瘤，还有恶性的直肠癌。该患者声像改变呈小片状增厚，主要应与早期直肠癌鉴别。后者亦可表现为黏膜层稍增厚，有时鉴别较为困难，必要时行内镜下活检病理检查可资鉴别。

病例八

【病史】

女，17 岁，3 年前无明显诱因出现便血，伴中下腹闷痛。1 个月前出现腹泻，伴腹

绞痛，便后可缓解，伴里急后重、头晕、四肢无力。既往史、个人史、家族史无特殊。

【体格检查】

贫血外观，腹平软，下腹部轻压痛，无反跳痛，未触及包块，肠鸣音 3 次 / 分。

【实验室检查】

（1）血常规：血红蛋白 84 g/L、CRP 34.58 mg/L；

（2）粪便 OB+ 成人钙卫蛋白：阳性；

（3）血结核菌抗体检查、结核感染 T 细胞检测：阴性；

（4）抗核抗体 ANA+ANA 抗体谱：阴性。

【超声检查】

（1）结肠壁增厚伴局部肠腔狭窄（炎症？）；

（2）肠系膜淋巴结肿大；

（3）盆腔少量积液（图 18-8-1）。

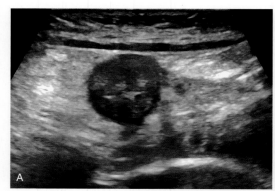
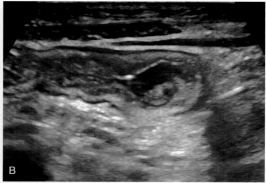
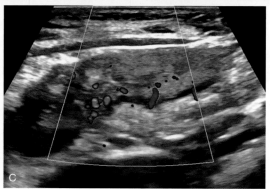

图 18-8-1　肠结核超声检查

A. 结肠壁不均匀性增厚，最厚处位于结肠肝曲，厚约 1.7 cm（短轴面直径），肠壁层次模糊，肠腔变窄；B. 长轴面显示结肠壁增厚，以黏膜层增厚为主，黏膜面可见小溃疡灶；C. 增厚肠壁可见较丰富血流信号。

【MRI 检查】

扫及结直肠全程均匀增厚，建议结合临床（图 18-8-2）。

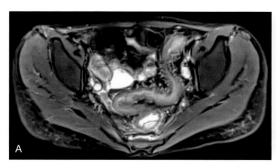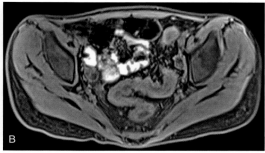

图 18-8-2　肠结核 MRI 检查

A.T2WI 序列，直肠全程均匀增厚，最厚约 0.95 cm，周围脂肪模糊；B.T1WI 增强呈中等强化。

【内镜检查】

结肠多发溃疡、糜烂，性质待定（图 18-8-3）。

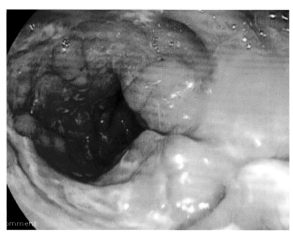

图 18-8-3　肠结核内镜检查

全结肠多发糜烂、溃疡，部分溃疡呈深凿样，以肝曲以远为严重。

【诊疗经过】

入院后完善相关检查，内镜活检病理检查：抗酸染色可见个别可疑弱阳性，结核杆菌 PCR 检测弱阳性。考虑肠结核，予抗结核治疗。

【解析】

青少年女性患者，因腹痛、腹泻伴血便等消化道症状就诊，超声检查示结肠壁增厚，以黏膜层增厚为主，局部可见较丰富血流信号，黏膜面可见小溃疡灶，首先考虑肠道炎性改变可能；肠镜活检病理检查、抗酸染色及 PCR 检测支持肠结核的诊断。

本病需与溃疡性结肠炎鉴别。溃疡性结肠炎病变多从直肠开始，局限于大肠，常呈连续性、弥漫性分布，超声表现为肠壁增厚，病变早期增厚局限于黏膜层，肠壁层次仍然存在，但结肠袋消失；二者的临床及影像表现类似，实验室检查可能出现假阴性，确诊仍依赖活检病理检查，发现肠壁组织干酪样坏死可明确诊断为结核。

病例九

【病史】

女，44 岁，3 个月前出现脐周疼痛，伴低热。2 个月前再发腹痛，呈持续性脐周痛，期间症状反复加重，可放射至背部。既往高血压 9 年。个人史、家族史无特殊。

【体格检查】

腹肌软，脐周压痛反跳痛，余腹部未见明显异常，未触及包块。

【实验室检查】

血常规、生化全套、肿瘤标志物：大致正常。

【超声检查】

（1）乙状结肠肠壁增厚（炎症性？结核待排除）；

（2）肠系膜增厚伴回声增强（炎症？）；

（3）肠周淋巴结肿大（图 18-9-1）。

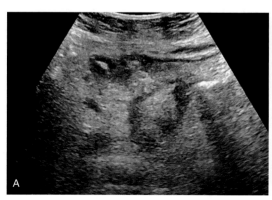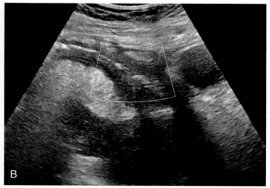

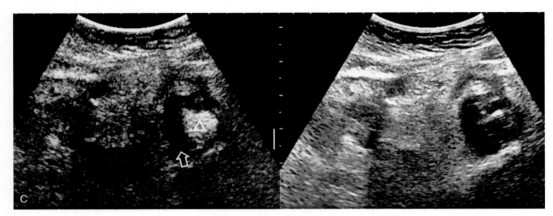

图 18-9-1　肠系膜脂膜炎超声检查

　　A. 中下腹肠系膜增厚，厚约 4.2 cm，回声增强；B. 乙状结肠中上段肠壁增厚，最厚约 1.8 cm，肠壁层次模糊不清，局部浆膜层连续性中断，CDFI 未见明显血流信号，肠腔狭窄；C. 经肛门注入微泡造影剂，超声造影显示乙状结肠壁增厚（箭头，负性显影），肠腔变窄（三角号）。

【MRI 检查】

　　（1）中腹部系膜血管旁异常信号及乙状结肠壁增厚，考虑淋巴瘤？类癌？硬化性肠系膜炎？

　　（2）腹膜后、盆壁及双侧腹股沟区多发肿大淋巴结（图 18-9-2）。

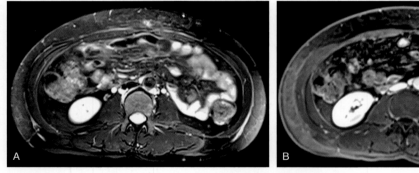

图 18-9-2　肠系膜脂膜炎 MRI 检查

A.T2WI 序列；B.T1WI 增强序列。

【PET-CT 检查】

　　（1）乙状结肠肠壁增厚伴代谢增高，考虑炎性改变；

　　（2）全身多发高代谢淋巴结，考虑炎性增生（图 18-9-3）。

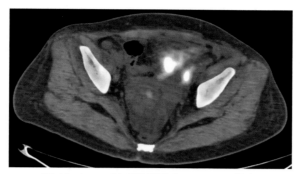

图 18-9-3　肠系膜脂膜炎 PET-CT 检查

【诊疗经过】

　　入院后完善相关检查，无明显手术禁忌证，予行腹腔镜探查＋小肠系膜结节、乙状结肠系膜结节、大网膜结节活检术。

【病理诊断】

　　（乙状结肠系膜肿物）、（大网膜结节）镜下于脂肪组织间见纤维组织增生伴较多淋巴细胞、浆细胞及嗜酸性粒细胞浸润；（小肠系膜肿物）镜下于脂肪组织间见纤维组织增生伴慢性炎症细胞浸润。

【解析】

　　肠系膜脂膜炎临床上少见，多发生于小肠系膜，也可见于网膜和结肠系膜。本例为肠系膜脂膜炎累及乙状结肠，声像表现较为典型：中下腹肠系膜增厚、回声增强；受累肠壁层次模糊不清、局部浆膜层连续性中断，肠腔变窄。

　　本病需与肠结核鉴别。肠结核常发生于回盲部，受累肠壁增厚，回声减低不均，层次不清，肠腔不同程度狭窄，病变累及腹膜时，肠管常粘连成团，腹膜增厚、多伴有钙化；而肠系膜脂膜炎主要病变在肠系膜，表现为肠系膜脂肪增厚，回声增高或减低，形成肿块时小肠系膜根部可见高回声团块，形态不规则，边界不清，内多无血流信号。二者虽临床表现相似，但在病因病理、实验室检查及声像特点等有诸多不同之处，可助鉴别。

病例十

【病史】

　　女，46 岁，反复便血伴大便形状改变 6 个月。既往史、个人史、家族史无特殊。

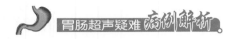

【体格检查】

肛门指诊：距肛缘 7 cm 直肠左前壁可触及包块，大小为 3 cm×3 cm，质韧，可推动。

【实验室检查】

肿瘤标志物：CA125 53.9 U/mL。

【超声检查】

直肠壁增厚，考虑直肠癌（图 18-10-1）。

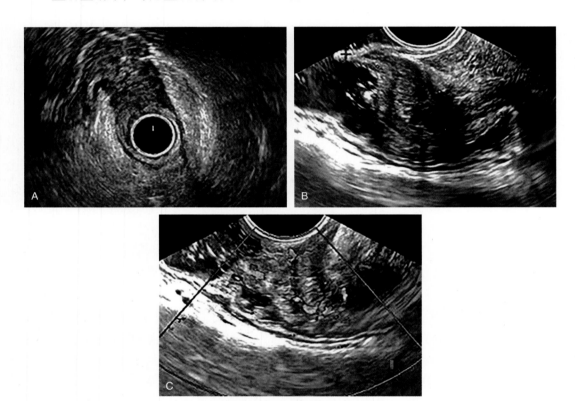

图 18-10-1　直肠子宫内膜异位症经直肠腔内超声检查

A、B.直肠壁增厚，病灶下缘距肛缘 8.0 cm，上下径 5.0 cm，最厚 1.7 cm，肠壁层次不清；C.病灶可见较丰富血流信号。

【MRI 检查】

高位直肠癌，T4aN1Mx，累及腹膜反折（图 18-10-2）。

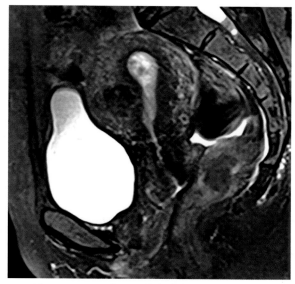

图 18-10-2 直肠子宫内膜异位症 MRI 检查

距肛缘 10.8 cm 处直肠至乙状结肠末段管壁环形状增厚，病变侵犯直肠系膜，累及腹膜反折。

【诊疗经过】

入院后完善相关检查，无明显手术禁忌证，予行低位直肠前切除、子宫及双附件切除术。

【病理诊断】

直肠黏膜下层至浆膜下层见子宫内膜异位症、子宫腺肌症、卵巢子宫内膜异位囊肿。

【解析】

患者为中年女性，反复便血伴大便形状改变 6 个月，术前超声检查及 MRI 检查均误诊为直肠癌。当子宫内膜异位累及直肠壁全层时，尤其是经期或经期结束不久后行直肠腔内超声检查常表现为直肠壁全层增厚，病灶回声减低，血供增多，与直肠癌表现较为相似，鉴别诊断较困难。

直肠子宫内膜异位症多见于中青年女性，便血多发生于经期或经期结束后不久，具有周期性变化的特点，不同月经周期行腔内超声检查，病灶声像图改变有所不同。而直肠癌多见于中老年人，症状与月经周期无关，影像检查显示直肠壁局限性增厚，自黏膜层向纵深浸润性生长，常伴有肠周淋巴结转移，病变呈逐渐进展趋势，血肿瘤标志物如 CEA 等可出现升高，但确诊依赖肠镜活检或外科切除病理检查。

（陈志奎　唐秀斌）

常用实验室检查项目参考值

项目	英文缩写	参考值
血红细胞计数	RBC	男：（4.0 ~ 5.5）×10^{12}/L
		女：（3.5 ~ 5.0）×10^{12}/L
血红蛋白浓度	HGB	男：（120 ~ 160）g/L
		女：（110 ~ 150）g/L
白细胞计数	WBC	（4.0 ~ 10.0）×10^9/L
中性粒细胞计数相对值	NEUT	0.5 ~ 0.7
血小板计数	PLT	（100 ~ 300）×10^9/L
总胆红素（成人）	TBIL	3.4 ~ 17.1 μmol/L
结合胆红素	DBIL	0 ~ 6.8 μmol/L
非结合胆红素	IBIL	1.7 ~ 10.2 μmol/L
谷氨酰转移酶	GGT	<50 U/L
丙氨酸氨基转移酶	ALT（GPT）	<35 U/L
天门冬氨酸氨基转移酶	AST（GOT）	<40 U/L
成人碱性磷酸酶	ALP（AKP）	40 ~ 110 U/L
血清总蛋白	TP	60 ~ 80 g/L
血清白蛋白	ALB	40 ~ 50 g/L
血糖（空腹）	FBG	3.9 ~ 6.1 mmol/L
淀粉酶（血液）	AMS	20 ~ 115 U/L
C-反应蛋白	CRP	< 10 mg/L
红细胞沉降率	ESR	男：<15 mm/h
		女：<20 mm/h
成人钙卫蛋白		<0.6 mg/L
降钙素原	PCT	<0.5 ng/mL

续表

项目	英文缩写	参考值
糖链抗原 125	CA125	< 35 U/mL
癌胚抗原	CEA	< 5 μg/L
糖链抗原 19-9	CA19-9	< 37 U/mL
甲胎蛋白	AFP	< 25 μg/L
前列腺特异性抗原	PSA	< 4 μg/L
神经元特异性烯醇化酶	NSE	< 15 μg/L